AF626045

HANNA HUBER

… darf ich deine Füße berühren?

Liebevolle Berührung und ruhige Präsenz am Lebensende

Mit einem Geleitwort von Hanne Marquardt

der hospiz verlag

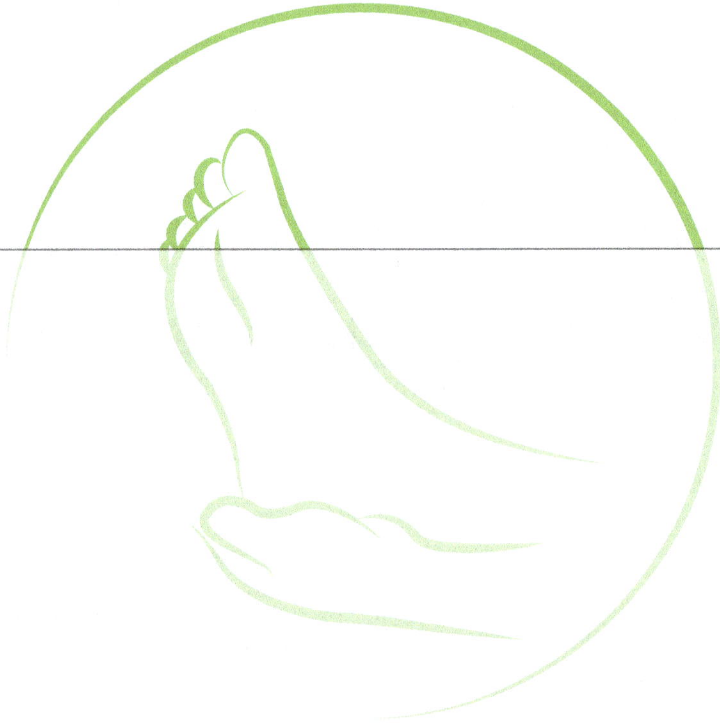

GELEITWORT

Sehr gern schreibe ich für Hanna Hubers Buch das Geleitwort. Einerseits, weil ich überzeugt bin, dass es ein wirklich gutes, lebensnahes und notwendiges Buch ist. Andererseits, weil ich sehe, wie sinnvoll und hilfreich der Brückenschlag zwischen ihrer Arbeit in der Sterbebegleitung und meinem beruflichen Lebensthema „Fußreflex" ist.

Hanna Huber spricht über Sterben und Tod mit selbstverständlicher Natürlichkeit und Herzenswärme. Sie bietet den Menschen, die persönlich und/oder beruflich betroffen sind, die praktische Möglichkeit an, mit dem immer noch weit verbreiteten Tabu-Thema Sterben ‚anders' umzugehen. Jede Seite des Buches ist getragen von Respekt und Achtung gegenüber den Sterbenden und ihren Angehörigen, die sich in dieser bislang meist unbekannten und schwierigen Situation befinden.

Die in Wort und Bild besprochenen Griffe kommen aus der Reflexzonentherapie am Fuß, sind jedoch bewusst vereinfacht. Gerade diese Einfachheit zeichnet sie für ihre spezifische Anwendung bei schwerstkranken Menschen aus: Berühren und Halt geben sind nicht auf „Erfolg" ausgerichtet, sondern bieten empathische Begleitung in der letzten Lebenszeit an. Sie sind gedacht für palliativ arbeitende Fachkräfte, ebenso für Hospiz-Begleiter, die keine medizinisch-therapeutische Ausbildung haben. Auch Angehörige und Freunde können zu dieser besonderen Form des Kontaktes am Lebensende ihrer Lieben angeleitet werden.

Am überzeugendsten ist das persönliche Erleben: Die Menschen, deren Füße berührt werden, und diejenigen, die „Hand anlegen", nehmen dies innerlich wahr. Sie spüren, dass sich Schmerz, Ängste und Unsicherheiten durch diese nahe – und körperlich doch etwas distanzierte – Begegnung leichter ertragen lassen. Und dass dadurch so manches Unausgesprochene, Versäumte noch ins Fließen kommen kann.

Hanna Huber nennt die Dinge beim Namen. Sie weiß, wie notwendig es ist, über das Unabänderliche mit Angehörigen und Freunden zu sprechen, und sie tut es. Sie sagt ihnen, welch große Hilfe es für den geliebten Menschen ist, ihn wirklich auch innerlich gehen zu lassen. Und zur rechten Zeit zu schweigen oder einfach zuzuhören. Sie weiß zudem aus eigener, beinahe 40-jähriger Berufserfahrung, wie wichtig es ist, dass diejenigen, die Hilfe anbieten, auch gut und sorgsam mit sich selber umgehen. Dazu gibt sie in den Kapiteln „Präsenz" und „Meditation" praktische Anleitungen.

In ihrem Buch haben mich die beiden Wörter „zuversichtliche Ungewissheit" besonders berührt. Sie erinnern daran, dass wir es in der Begleitung von Sterbenden immer mit dem Unwägbaren, Unbekannten zu tun haben. Und Hanna Huber macht Mut, sich dieser Tatsache als naturgemäßer Lebensrealität zu stellen und „anzuerkennen, was ist" - auch wenn wir es manchmal lieber anders hätten.

Das Lektorieren des Buches hat auch mir selber manch klärende Einsicht gebracht, für die ich dankbar bin. Ich wünsche allen, dass es in viele Hände und Herzen gelangt und damit hilft, Leben und Sterben als ein kostbares Ganzes zu sehen.

Hanne Marquardt
Frühjahr 2019

INHALT

Ein Teil der menschlichen Würde besteht in der Kraft, seinem Geschick – auch dem schweren – ins Auge sehen zu können.

aus
„Nachtzug nach Lissabon“,
Pascal Mercier

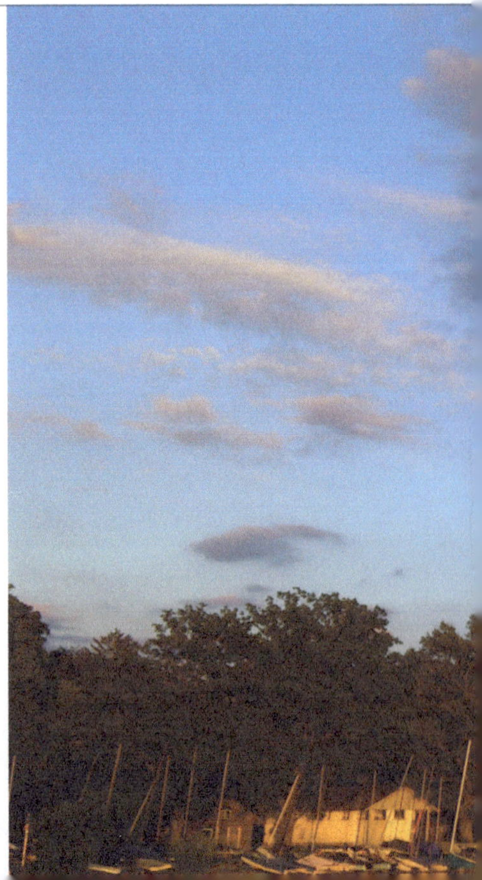

BEGLEITER IN DER LETZTEN LEBENSZEIT

KAPITEL EINS

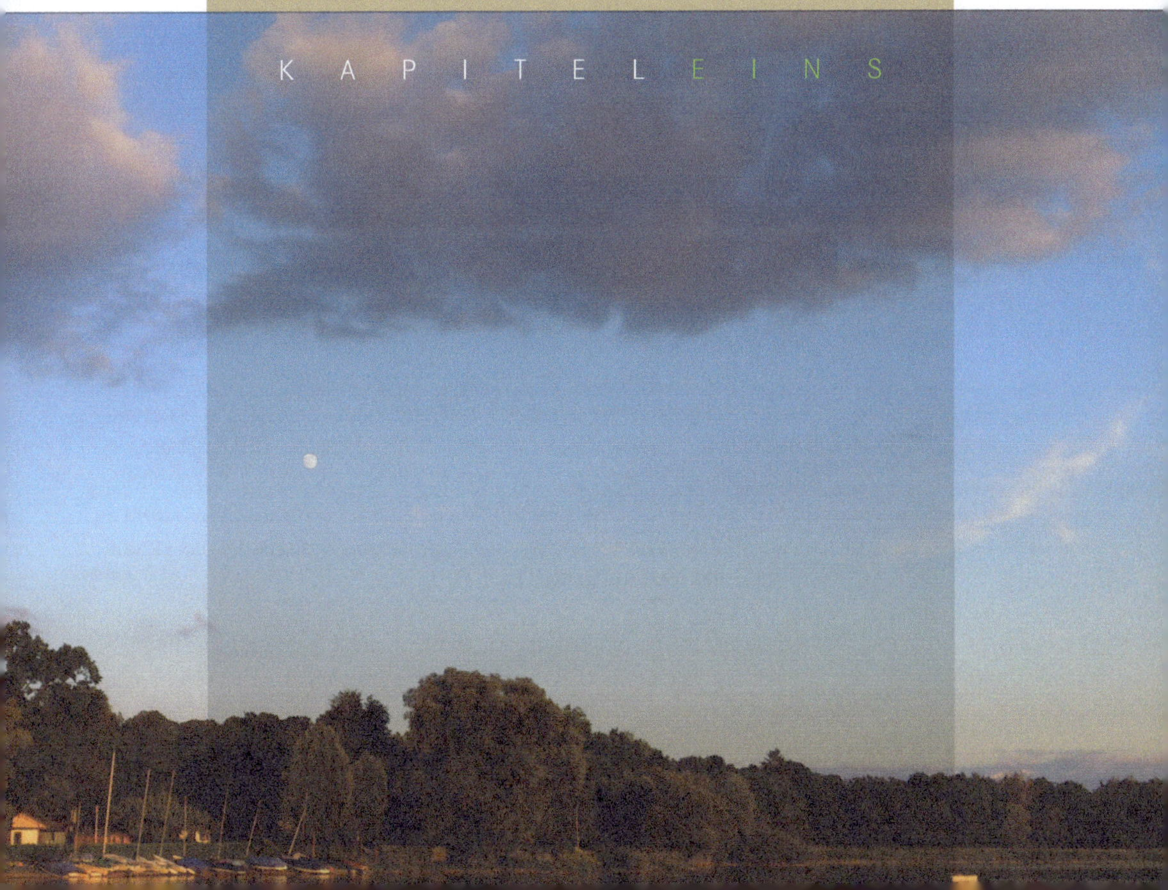

Aufbau des Buches

Sterben war lange tabu und ausgegrenzt in unserer Gesellschaft. Unvertrautes verunsichert und macht Angst. Es hat sich in den letzten Jahren dank der Hospizbewegung und Palliative Care viel zum Guten gewendet. Und dennoch ...

Wie begegne ich Menschen, die sich ihrem Lebensende nähern? Was kann ich noch tun, wenn die Hoffnung auf Leben immer mehr schwindet? Und wie ertrage ich es, nichts mehr tun zu können?

In diesem Buch möchte ich zum offenen, respektvollen und ruhigen Umgang mit den Menschen, die sich in der letzten Lebensphase befinden, anregen. Zu einer Haltung, die Stille einlädt und Raum für eine zuversichtliche Ungewissheit lässt. Sterben findet inmitten des Lebens statt und betrifft jeden von uns – und Sterben ist zutiefst menschlich.

Es geht nicht darum, Sterben zu beschönigen. Vielleicht ist es das Schwerste, was uns dieses Leben abverlangt. Aber es kann gleichzeitig eine große Chance sein, dadurch, dass wir all unsere Konzepte hinter uns lassen müssen und es plötzlich nur noch ums Wesentliche geht. Am Lebensende wird alles überschaubarer, oder wie es Frank Ostaseski, Hospizhelfer und Begründer des ersten Aids-Hospizes in San Francisco, ausdrückt: „Sterben fokussiert unsere Präsenz in diesen Augenblick – und es ist der lebendigste Ort, wirklich da zu sein. Wenn ich ins Zimmer eines Sterbenden gehe, muss ich alle meine Konzepte fahren lassen und spüren, was jetzt notwendig ist."

Das ist spürbar für die Betroffenen selbst, auch für Nahestehende und professionelle Helfer. Für alle, die sterbenskranke Menschen umsorgen und sich kümmern. Soweit es möglich ist, möchte ich den letzten Lebensabschnitt beschreiben, obwohl ich weiß, dass jedes Sterben ganz einmalig ist.

Nähern wir uns gemeinsam dem Sterben als natürlichem Prozess an. Was für mich wesentlich ist im Kontakt mit kranken Menschen, und im Kontakt generell, ist eine präsente Haltung. Dies macht wahren Kontakt möglich, eine Begegnung auf gleicher Ebene, von Mensch zu Mensch. Dazu lade ich Sie, liebe Leserin, lieber Leser, ein.

Das Herzstück des Buches werden Erfahrungen aus der Reflexzonenarbeit am Fuß sein. Es bedeutet, auf liebevolle Weise einen Menschen zu berühren. Über die Füße erreichen wir den Menschen ganzheitlich. Die Orientierung liegt auf den Verweilgriffen aus der Schule Marquardt, Reflexzonentherapie am Fuß. Hanne Marquardt hat die Reflexzonenarbeit in den letzten sechs Jahrzehnten stets weiterentwickelt und bekannt gemacht. Die Ausbildung in Reflexzonentherapie ist medizinisch–therapeutischen Fachkräften vorbehalten.

Die Methode Hanne-Marquardt-Fussreflex® wird heute in vielen therapeutischen Bereichen erfolgreich eingesetzt. Mit zunehmendem Interesse wird die Methode von Patienten gewünscht und in Anspruch genommen. Ihre Wirksamkeit ist durch Studien nachgewiesen. (Universität Jena, Universität Innsbruck).

Ich begann mit der Reflexzonenbehandlung vor mehr als zwanzig Jahren und wollte damit meine Arbeit als Krankenschwester ergänzen. Schon bald bemerkte ich, dass sich Menschen, deren Füße ich berührte, dabei wohl fühlten und sie sich auch psychisch beruhigten und stabilisierten. Immer öfter wandte ich spezielle Griffe an – im stationären und ambulanten Bereich – bei Menschen, die sich ihrem Lebensende näherten. Es war offensichtlich, dass sich Patienten in schwerer Zeit unterstützt fühlten und die Behandlung wohltuend empfanden.

Im Lauf der Jahre durfte ich viele Erfahrungen sammeln. Einige möchte ich mit Ihnen teilen. Im Buch verteilt werden Sie Geschichten finden – jede ist wahr, und jede handelt vom Sterben eines besonderen Menschen.

Die Namen dieser Menschen und die ihrer Angehörigen und Zugehörigen habe ich geändert. Beim Schreiben wechsle ich von der weiblichen in die männliche Form oder umgekehrt. Ich bitte Sie, mir dies nachzusehen.

Abrunden sollen das Buch Anleitungen zur Meditation und Präsenzübungen. Das Praktizieren dieser Übungen kann Sie unterstützen, eine präsente Haltung in Ihr Leben einzuladen und zu etablieren. Es bedeutet, im Jetzt zu sein und das anzunehmen, was ist.

Manchmal ist es das Sterben.

Meine Geschichte

Ich bin dem Tod schon früh begegnet.

Es war der Tod meiner Oma. Ich war damals fünf Jahre alt und habe meine Oma sehr geliebt. Sie hatte mich nach der Geburt meines Bruders unter ihre Fittiche genommen. Oma lebte im Erdgeschoss unseres alten Bauernhauses. So war es einfach, zu ihr zu gehen, wenn meine Mutter mit meinem kleinen Bruder beschäftigt war. Und Oma war dann ganz für mich da. Später wurde sie krank, bald darauf bettlägerig und pflegebedürftig. Sie wurde in einem Zimmer versorgt, das auf unserer Etage lag. Uns Kindern war es jedoch streng verboten, diesen Raum zu betreten. Ich vermisste sie. Aus den Gesprächen der Erwachsenen bekam ich mit, dass es Oma sehr schlecht ging. Aber ich konnte es nicht verstehen und mir auch kein Bild davon machen. So war sie ganz nah und doch unerreichbar für mich geworden. Damals meinte man, die Kinder vor dem schlimmen Anblick eines kranken und sterbenden Menschen schützen zu müssen.

Der Tod kam dann zu ihr, als Erlösung, sagte man mir später. Auch davon bekam ich nichts mit. Es blieben ein großer Verlust und Traurigkeit.

Ich denke, der Tod meiner Großmutter war ein schwerer Einschnitt in meinem Leben.

Später, als ich mich für einen Beruf entscheiden sollte, wählte ich die Ausbildung zur Krankenschwester. In meiner Erinnerung gehe ich jetzt vier Jahrzehnte zurück:

Mein erster Einsatz als Schwesternschülerin, nach einigen Wochen des theoretischen Unterrichts, war auf einer Station der Onkologie. Wir Schüler wurden in die Pflege mit einbezogen, versorgten schwer kranke

Menschen, die z. T. während ihres Krankenhausaufenthaltes bestrahlt wurden, Chemotherapie erhielten oder nach einer OP zu pflegen waren.

Ich erinnere mich an meine erste Erfahrung mit einem sterbenden Mann. Er war 30 Jahre alt, litt an einem Kehlkopftumor im Endstadium und war am Ersticken. Damals wusste man nichts von Palliativmedizin. Der junge Mann war bei vollem Bewusstsein und hatte stärkste Atemnot. Die Stationsschwester gab mir den Auftrag, bei ihm zu bleiben. Er würde sterben und ich solle ihn nicht allein lassen. Und so blieb ich bei ihm, über Stunden – bis es vorbei war. Das war meine erste direkte Erfahrung mit Sterben und Tod. Ich erfüllte meinen Auftrag. Mehr wurde darüber nicht geredet.

Wenn ich das jetzt niederschreibe, erinnert es mich an: jemanden ins Wasser zu werfen, um ihm das Schwimmen beizubringen. Ich bin zumindest nicht untergegangen.

Einige Zeit später kam ich ins Zimmer eines alten Herrn, um ihm ein Glas Tee zu bringen, und fand ihn leblos in seinem Bett liegen. Es hat mich nicht direkt erschreckt. Ich setzte mich einige Minuten zu ihm und spürte zum ersten Mal den tiefen Frieden und die Stille, wie der Tod sie bringen kann. Das war eine neue Erfahrung, die ich nicht einordnen konnte, aber tief befriedigend erlebte.

Jahre später erkrankte mein Vater an Krebs. Ich war mittlerweile examinierte Krankenschwester, 24 Jahre alt und arbeitete in der Klinik. Als meiner Mutter und mir mitgeteilt wurde, dass weder Chemotherapie noch Operation meinen Vater retten würden, beschlossen wir, ihn nach Hause zu holen. Dies war auch sein Wunsch. Er freute sich auf daheim und hoffte, dass er dort wieder gesunden würde. Von seinen Metastasen, die sich bereits im ganzen Körper ausgebreitet hatten, sagte man ihm nichts.

Damals wurden keine infausten (lat. infaustus = ungünstig) Prognosen gestellt und die Betroffenen nicht über ihren Zustand aufgeklärt. Auf diese Weise sollten schwerstkranke und sterbende Menschen geschont werden.

Wir pflegten meinen Vater in der Stube unseres Bauernhauses. Sein langjähriger, erfahrener Hausarzt hat uns dabei begleitet und medizinisch unterstützt. Aus meiner heutigen Sicht, denke ich, haben wir das gut gemacht. Die starken Schmerzen aufgrund der Knochenmetastasen konnten mit engmaschiger Gabe von Morphin zumindest gelindert werden. Pflegerisch war er gut versorgt.

Was mich damals sehr beschäftigte, war, meinem Vater nicht die Wahrheit über seinen Zustand sagen zu können. Ich hatte das Gefühl, dass er ein Recht darauf hat, informiert zu sein. Es ging schließlich um sein eigenes Sterben! Nach mehreren Gesprächen mit seinem Hausarzt, der mir dringendst davon abriet, habe ich es jedoch sein lassen.

Damals habe ich gegen meine Intuition gehandelt.

Die Begleitung meines Vaters war meine erste große Sterbebegleitung – und hat einen Funken in meinem Herzen entzündet, der lange Zeit dort glimmen sollte.

In den folgenden Jahren hatte ich im ambulanten Bereich, in der Klinik und in meiner Familie die Gelegenheit, Menschen auf ihrem letzten Weg zu begleiten.

Ich war gern bei diesen Menschen und konnte mich auf ihre Situation einlassen.

Später brachte ich dann meine Erfahrung aus der Reflexzonenarbeit am Fuß mit ein. Wenn es möglich war und erwünscht, begann ich die Füße der kranken Menschen zu halten und einfache Ausgleichsgriffe anzuwenden. Bald bemerkte ich, wie es den Patienten gut tat und dass sich dabei eine ruhige Atmosphäre ausbreiten konnte.

Das spürten auch die Angehörigen, und manche wollten mehr darüber erfahren. Da die Griffe einfach sind, begann ich, sie dazu anzuleiten und ihnen zu zeigen, wie sie sich selbst um ihre Lieben kümmern konnten. Auch Kindern zeigte ich bestimmte Griffe.

Es war mir immer ein Anliegen, die Angehörigen, wenn möglich, in die Versorgung einzubeziehen. Das machte den Prozess des Sterbens für sie begreifbarer.

Oft wird es still beim sanften Berühren und Halten der Füße – das sind besondere und wertvolle Momente. Manchmal war es auch ein kurzes Gespräch, eine Umarmung, ein Zeichen des Verständnisses und des Mitgefühls, um so den Schmerz anzuerkennen und nicht davon abzulenken oder falsche Hoffnung zu wecken. Immer wieder galt es, Menschen zuzuhören, ein offenes Ohr zu haben für ihre Not.

Mit der Zeit bekam Sterben einen Platz in meinem Leben.

Nach Jahren auf einer Station der Inneren Medizin entschied ich mich für die Ausbildung zur palliativen Fachkraft. Hospizbewegung und Palliative Care wurden Thema, sogar in unserer ländlichen Region. Die Erfahrungen, die ich mit sterbenden Menschen gemacht hatte, wollte ich mit dieser Ausbildung vertiefen. Ich erhoffte mir neues Wissen im Umgang mit schwerstkranken Patienten. Erlebte dann aber, dass dies im Klinikalltag oft nicht umzusetzen war. Die Kluft zwischen Schulmedizin (d. h. Diagnostik, die Therapie als Konsequenz mit sich bringt, und daraus resultierend: Lebensquantität anstelle von Lebensqualität) und palliativer Versorgung war damals noch zu groß. So verließ ich einige Zeit später das Krankenhaus, um im ambulanten Bereich für sterbende Menschen da zu sein.

In den folgenden Jahren kam es zu Begegnungen mit Frank Ostaseski, dem amerikanischen Hospizbegleiter und Begründer des ersten Aids-Hospizes in San Francisco, Kalifornien. Was er in seinen Workshops ausdrückte – und wie er dem Prozess des Sterbens begegnete –, faszinierte mich, war mir auf eine Weise vertraut und ich erkannte es als tiefe Wahrheit. Er wurde mir Vorbild und Lehrer.

Heute, im Jahr 2021 – 15 Jahre später

Ich arbeite freiberuflich als palliative Fachkraft in Zusammenarbeit mit den niedergelassenen Ärzten, den ambulanten Pflegediensten, dem Hospizverein, den stationären Einrichtungen und, seit einiger Zeit, mit dem SAPV-Team (spezialisierte, ambulante, palliative Versorgung). Dies eröffnet mir neue Möglichkeiten, für sterbende Menschen da zu sein.

Damit Sterben wieder einen Platz im Leben bekommt, braucht es Begleiter, die sich um die schwer kranken Menschen und ihre Angehörigen und Zugehörigen kümmern, die zuhören, Fragen beantworten und Sicherheit vermitteln, in einer Zeit, in der der Boden für die betroffenen Menschen wegbricht.

> *„Ein Teil der menschlichen Würde besteht in der Kraft, seinem Geschick – auch dem schweren – ins Auge sehen zu können.“*
>
> Aus: „Nachtzug nach Lissabon“, Pascal Mercier

Freundlich zugewandtes Da-Sein für diese Menschen kann Trost bedeuten. In dieser schweren Zeit beginne ich, den betroffenen Menschen anzubieten, sie an den Füßen zu behandeln. Ich habe erfahren, dass Ungewisses und Unvorhersehbares, das eine infauste Prognose oder eine schwere Erkrankung mit sich bringen kann, sich so etwas leichter ertragen lässt. Über die Berührung kann ich den Menschen das direkte Gefühl vermitteln, doch noch ein wenig „Boden unter den Füßen“ zu haben und nicht allein zu sein. Liebevolle Berührung und Begleitung in ruhiger Präsenz ist eine sanfte Unterstützung in der letzten Lebenszeit. Diese Art des Kontakts tut den Betroffenen gut – und ebenso den Begleitern. Und das geht weit über das Gefühl, „doch noch etwas tun zu können“, hinaus.

> *Wenn es etwas gibt, was ich in vielen Jahren Palliativmedizin gelernt habe, dann dies: mich zurückzuziehen mit meinen persönlichen Vorstellungen, was für eine bestimmte Person ein guter Tod sein könnte. Der einzige, der das sagen kann, ist*

> *der Patient selbst. Die Palliativmedizin will ermöglichen, dass jeder Mensch den ihm angemessenen Tod stirbt.*
>
> Gian Domenico Borasio

Der Tod meines Vaters liegt mittlerweile über 40 Jahre zurück. Dank der Hospizbewegung und der Möglichkeit einer umfassenden palliativen Versorgung werden sterbende Menschen und ihre Zugehörigen begleitet und unterstützt. Sterben ist weniger tabu, denn es gibt jetzt Menschen, die für die Betroffenen da sind und die zusammen mit ihnen diese Lebensphase durchstehen. Es sind Menschen, die Zeit haben, die zuhören, die anbieten und es ertragen, über die Wahrscheinlichkeit des Todes zu sprechen.

> *„Paradox ist: mit dem Sterben zu leben, ist eine starke Bestätigung des Lebens. Denn Präsenz trägt uns im Leben – und im Sterben."*
>
> Frank Ostaseski

Für mich persönlich hat sich auch etwas verändert.

Dieser kleine Funken in meinem Herzen darf jetzt brennen, und es ist wie ein Ankommen. Mit Sterbenden zu sein, hat mich mehr ins Leben gebracht. Dafür bin ich dankbar. Seit einigen Jahren gebe ich meine Erfahrungen in Kursen an Sterbebegleiter weiter. Menschen aus der Pflege, aus therapeutischen Berufen, Hospizhelfer, palliative Fachkräfte nehmen an diesen Seminaren teil.

Es wird immer ein Geheimnis bleiben

Es gibt zwei große Geheimnisse im Leben des Menschen. Das Gebären und das Sterben. Auf eine Geburt gibt es Möglichkeiten sich vorzubereiten, und dennoch haben wir es nicht in der Hand – und beim Sterben?

> *Der edle König Yudhisthira (Sohn Yamas, des Herrn des Todes) wurde gefragt: „Was ist das Merkwürdigste in dieser Welt?" Yudhisthira antwortete: „Das Merkwürdigste in dieser Welt ist, dass überall um uns herum Menschen sterben, aber wir nicht glauben, dass es uns auch passieren kann."*
>
> Hinduistisches Mahabharata-Epos

Die Begleitung von schwer kranken und sterbenden Menschen bringt es mit sich, sich mit der eigenen Sterblichkeit auseinanderzusetzen. Immer mehr erkenne ich, dass wir letztendlich nichts in der Hand haben und eine größere Ordnung wirkt. Das lässt mich demütiger werden.

Ich habe großen Respekt vor Menschen, die mit ihren schwer kranken Angehörigen diesen letzten Weg zusammen gehen. Sie tragen viel. Immer wieder staune ich, was Nahestehende leisten, wie im Familiensystem zusammengehalten wird – und manchmal eben auch nicht, manchmal ist einfach alles zu viel. Und dann gibt es Sterbende, die wirklich allein sind und für die es keine Unterstützung aus dem Familien- und Freundeskreis gibt. Wenn wir die gesellschaftliche und demographische Entwicklung betrachten, wird dies zunehmend der Fall sein.

Ron Hoffman, Leiter einer Stiftung zur Betreuung von ALS-Patienten in den USA, sagt: „Ich weiß nicht, wie es ist, zu sterben ... Ein Teil von mir wünscht, ich wüsste es. Aber da ist noch ein größerer Teil in mir, für den ist es okay, dass ich es nicht weiß. Ich weiß allerdings, dass der Tod immer ganz nahe ist. Einen Atemzug entfernt. Ein Einatmen und ein Ausatmen."

Menschen in ihrer letzten Lebensphase brauchen Unterstützung, unsere Bereitschaft zuzuhören, Zuspruch und unser stilles Da-Sein. Gemeinsam ist es ein wenig leichter.

„Wir stehen in der Regel nur in der zweiten Reihe. In der ersten Reihe stehen die Angehörigen, diejenigen, die wirklich ganz unmittelbar zu ihm, dem Patienten, gehören. Wir treten nur dann nach vorne, wenn unsere medizinische Hilfe in der konkreten Situation gebraucht wird. Unsere eigentliche Stärke liegt aber darin, dass wir bleiben.

Wir sind auch dann noch da, wenn es nichts mehr zu retten und zu heilen gibt, und wir halten auch diese Situationen mit dem Patienten und seinen Angehörigen gemeinsam aus."

Sven Gottschling, „Leben bis zuletzt", Seite 90

Mein älterer Sohn, Linus, half mit bei der Pflege und Versorgung meiner krebskranken Mutter, seiner Oma. Für ihn war es das erste Mal, einen Menschen in der letzten Lebenszeit zu begleiten. Er hatte zu seiner Oma immer eine ganz besondere Beziehung und war ihr sehr nah. Wir sprachen viel miteinander, über das Sterben und den Weg, den seine Oma jetzt zu gehen hat. Einmal meinte er: „Es ist ja fast so, als wäre Sterben das Ziel!"

Pater Fidelis Ruppert, Benediktinermönch, schreibt in seinem Buch „Älter werden, weiter wachsen", dass es in der heutigen Zeit eine Ablehnung und Angst vor Leid bis hin zur Verdrängung gibt. Leid darf aber auch als Chance zu wachsen verstanden werden.

Das hat mich beeindruckt und ich erkannte die tiefe Wahrheit in diesem Satz. Erstaunlich, dass sich die wenigsten Menschen mit der Sterblichkeit auseinandersetzen. Wo es doch jeden trifft. Und so gut wie jeder von uns wird Schwäche, Leid, Hilflosigkeit und Verletzlichkeit erleben und auf andere Menschen angewiesen sein. Jeder auf eine direkte und ganz persönliche Weise.

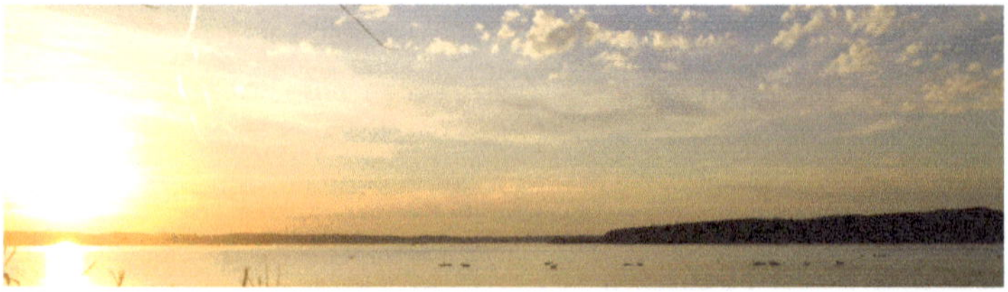

Begleiter sein

„Manchmal scheint die Kraft des Lebens durch uns hindurch, auch wenn wir das selber nicht bemerken. Einfach durch das, was wir sind, werden wir zu einem Segen für andere."

Rachel Naomi Remen

Manchmal fühle ich mich wie eine Art Hebamme, aber eben auf der anderen Seite des Lebens. Dabei versuche ich, ebenso behutsam und mit Freundlichkeit den Menschen in ihrer letzten Lebenszeit zu begegnen. So wie es selbstverständlich ist, ein kleines Wesen am Anfang des Lebens mit liebevollen Händen zu empfangen, genauso selbstverständlich kann es sein, einen sterbenden Menschen achtsam, zugewandt und in Würde zu verabschieden.

„Der Mensch kann nur Mensch werden, wenn nach seiner Geburt Menschen da sind, für ihn, mit ihm. Er kann sich aus seinem Leben als Mensch nur verabschieden, wenn er in seinem Sterben nicht allein ist, sondern jemand da ist, für ihn, mit ihm."

Heinrich Pera, katholischer Priester, Wegbereiter in der Hospizbewegung

Es ist ein Weg, den man zusammen geht. Dazu gehören an erster Stelle die Angehörigen, auch Freunde, Hospizhelfer, Seelsorger und professionelle Begleiter. Wenige Menschen sterben für sich allein.

Ich möchte Sie einladen, gemeinsam ein Stück des Weges zu gehen.

Alizio Braz, ein brasilianischer Arzt, Psychiater und Zen-Lehrer, sagt, er denke, das Wichtigste für Sterbebegleiter sei, die Autonomie der Menschen zu respektieren, um die sie sich kümmern. Es gehe darum zu verstehen, dass Helfer nicht die Hauptrolle spielen, sie nur Assistierende seien. Daher sei das Wichtigste zu lernen, demütig zu sein, ruhig zu sein, zu beobachten und zu erkennen, was der sterbende Mensch benötigt – und um Erlaubnis zu fragen, helfen zu dürfen. Es sei als Sterbebegleiter notwendig, das eigene Ego zurückzunehmen.

Für jemanden zu sorgen ist ein natürlicher Ausdruck unseres Menschseins. Es ist einfach Freundlichkeit – als Mensch für einen anderen Menschen da zu sein. Ich glaube, dass viele diesen Wunsch in sich spüren.

Es ist ein Herzensweg.

Thomas Merton, der Trappistenmönch, sagte, dass Liebe unsere wahre Bestimmung ist und wir den Sinn des Lebens nicht nur bei uns selbst finden, sondern mit anderen. Menschlichkeit macht uns wirklich.

Die Hospizbewegung mit ihren vielen Helfern ist ein wundervolles Beispiel dafür.

> *„Mir wurde bewusst, wie wichtig Menschen sind, welche die Kraft, den Mut und die Herzlichkeit haben, in dieser Zeit des Übergangs einfach da zu sein."*
>
> Thomas Lüchtinger, Schweizer Filmemacher, über seinen Film BEING THERE – DA SEIN.

Ein Verständnis dieser Selbstverständlichkeit, für andere Menschen da zu sein, kann es leichter machen, Hilfe zu geben, aber auch Hilfe anzunehmen, wenn es notwendig wird[1].

In unserer schnelllebigen Gesellschaft haben wir das ein Stück weit vergessen. Aber wir können uns wieder daran erinnern. Sterben trifft jeden – das habe ich in den letzten Jahrzehnten gelernt. Achtung und Dankbarkeit empfinde ich gegenüber den Menschen, mit denen ich in ihrer letzten Lebenszeit ein Stück der Wegstrecke gehen durfte. Kein Sterben glich dem anderen. Aber irgendwie konnte es jeder – auf seine Weise.

1 vgl. „Helfensbedürftig", Klaus Dörner, Paranus Verlag

Im Lauf der Jahre habe ich zu einer Form der Begleitung gefunden, die sehr einfach ist. Wenn es mir passend erscheint, frage ich:

„... darf ich deine/Ihre Füße berühren?“

Dann bin ich für ein paar Minuten ganz für den kranken Menschen da. Halte die Fersen in meinen Händen, stütze sanft die Fußsohlen oder mache andere ausgleichende Griffe. Die Patienten werden dabei auffallend ruhiger und ihr Atem reguliert sich. Die Berührungen sind spürbar wohltuend und einfach in ihrer Ausführung.

Gerade in der letzten Lebensphase kann durch ruhiges Halten und sanftes Berühren der Füße den betroffenen Menschen vermittelt werden, dass sie nicht allein sind. Wesentlich dabei ist die eigene innere Haltung. Liebevolle Berührung und eine präsente Haltung vermitteln Nähe, wirken beruhigend und unterstützen in schwerer Zeit.

Am Ende des Lebens, wie auch zu Beginn, ist ein Mensch hilflos, zutiefst bedürftig.

Meine Fürsorge und mein Kümmern beziehen sich auf den direkten Kontakt dem Menschen gegenüber – und es geht gleichzeitig um meine eigene, innere Haltung. Sehr deutlich ausgedrückt bedeutet es: Es ist meine Verantwortung, auf ruhige Weise für mein Gegenüber zu sorgen. Denn eine innere Unruhe überträgt sich auf subtile Weise auf den leidenden Menschen – meine Ruhe und Präsenz ebenso. Präsenz ermöglicht wahren Kontakt – in dem ich ganz für mein Gegenüber da bin, unabgelenkt von störenden Gedanken oder Emotionen. Ein sterbender Mensch ist sehr verletzlich und er kann sich weder abgrenzen noch wehren.

Und es kommt noch ein bemerkenswerter Aspekt dazu: Wenn ich in einer achtsamen Haltung mit einem Menschen in Kontakt bin, macht es auch etwas mit mir:

Es ermöglicht mir ein Aussteigen aus dem Aktionismus und dem Glauben, noch etwas tun zu müssen. Dabei darf ich „in mir ankommen“. Das wirkt beruhigend auf mich – und mein Gegenüber profitiert davon.

Was mich persönlich unterstützt in meinem Tun, ist eine langjährige Meditationspraxis. Mir scheint, dass Stille, die ich in meinem Inneren wahrnehme, in meiner Arbeit und im Kontakt wirkt. So kann sich ein Feld öffnen, das auch die anderen Menschen spüren, das sie beruhigt und ihnen wohl tut. Ruhe vermittle ich, wenn ich selbst ruhig bin.

KLEINE LEHRGESCHICHTE

Student: „Welche spirituelle Praxis lehrt mich über den Dienst beim Anderen?“

Abt: „Welcher Andere? Diene dir selbst!“

Student: „Wie weiß ich, wie ich mir selbst diene?“

Abt: „Diene anderen.“

GESCHICHTE VON FRANK

und einer großartigen, starken Schwiegermutter und Oma

Ulla kam an einem Sonntagmorgen zu mir. Sie war die Schwiegermutter von Frank, Großmutter von zwei Mädchen, sechs und acht Jahre alt.

Sie war verzweifelt, weinte und sagte: „Clara kann nicht mehr." Clara war ihre Tochter.

Und dann erzählte sie von ihrem Schwiegersohn Frank.

Frank war selbständiger Handwerker, arbeitete viel und lang. Ein Mann, der mit beiden Beinen im Leben stand, begeisterter Vater war und lebensfroh. Er feierte gerne und hatte viele Freunde.

Vor knapp einem halben Jahr war bei ihm ein Tumor im Gehirn festgestellt worden. Es folgten Operation, Chemotherapie und Bestrahlung.

Danach versuchte er immer noch zu arbeiten, denn ohne ihn funktionierte der kleine Handwerksbetrieb nicht. Die Aufträge sollten erfüllt werden und die Familie versorgt sein. Aber sein Körper ließ ihn immer öfter im Stich. Eine teilweise halbseitige Lähmung machte ihm zu schaffen, seine kognitiven Fähigkeiten (lat. cognoscere= wissen/erkennen. Bei Frank bezog es sich auf seine Aufmerksamkeit, Erinnerung, Orientierung) nahmen ab, sporadische Krampfanfälle traten auf. Manchmal stürzte er, bedingt durch die Bewegungseinschränkungen – und das machte ihn sehr wütend und verzweifelt. Sein Zustand verschlechterte sich zusehends – irgendwann konnte er seiner Arbeit nicht mehr nachgehen. Seine Frau versuchte ihn zu unterstützen, sowohl in der persönlichen Betreuung und Pflege als auch im Geschäft. Die Situation eskalierte, als Frank eines Nachts auf dem Weg zur Toilette stürzte und am Boden lag. Seine Frau schaffte es nicht mehr, ihm zu helfen aufzustehen. Frank war groß, wog fast hundert Kilo.

Sie übernachteten zusammen auf dem Boden.

Die beiden Mädchen waren mit der Situation mehr als überfordert, es machte ihnen

Angst, ihren Vater so zu erleben. So kannten sie ihn nicht. Sie erschraken sehr, als sie ihn nachts auf dem Boden liegend zusammen mit der weinenden Mutter sahen.

Nach dieser Nacht kam die Großmutter der Mädchen verzweifelt zu mir.

Bei meinem ersten Besuch erstellten wir eine Patientenverfügung und eine Vorsorgevollmacht. Frank konnte verstehen, was ich ihm vorlas, er stellte gezielte Fragen und es war ihm möglich, zu unterschreiben. Das war der erste wichtige Schritt und ich war froh, dass er dazu noch in der Lage war.

Ein Pflegedienst wurde hinzugezogen und sollte ab jetzt täglich nach ihm schauen und pflegerisch unterstützend für ihn da sein, um seine Ehefrau zu entlasten. Wir besprachen, bei Krampfanfällen den Notarzt zu rufen.

Ich besuchte die Familie jetzt regelmäßig und begann, Frank an den Füßen zu behandeln.

Es war für ihn ein Pflegebett ins Kinderzimmer (dort war mehr Platz) gestellt worden, die beiden Mädchen waren in einen kleineren Raum umgezogen.

In diesem Bett liegend, streckte er mir seine Füße entgegen. Es war ihm anzumerken, dass er sich auf meine Besuche freute. Während der lange gehaltenen, sanften Berührungen schlief Frank oft ein. Nach abgeschlossener Behandlung schlich ich dann leise aus dem Zimmer und ließ ihn weiter schlafen.

Manchmal waren auch seine Töchter mit dabei und ich zeigte ihnen einfache Griffe. Am Ende der Behandlung durften sie seine Füße mit Johanniskrautöl einreiben. Das gefiel den Mädchen, und auch ihrem Papa. Für die Kinder war es gut, direkt etwas für ihren Vater tun zu können. Das ging über ihre vielen bunten Zeichnungen, die sie für ihn malten und an die Wand hinter sein Bett klebten, hinaus.

Ein anderes Mal saß ich zusammen mit der Familie am Küchentisch. Frank fiel es zunehmend schwerer, selbständig zu essen oder ein Glas zum Mund zu führen, da er seine Bewegungen nicht mehr richtig koordinieren konnte. Manchmal nahm er diese

Situation mit Humor, dann wieder wurde er richtig wütend. Wenn ihm die Schimpfwörter nicht mehr so recht einfielen (wegen den Wortfindungsstörungen), endete es manchmal im Gelächter - und auch er konnte mitlachen. Das machte die Situation erträglicher.

Humor hat uns in dieser Zeit oft über schwierige Momente gerettet.

Und wenn es richtig unerträglich wurde, brauchte es Trost - und manchmal sprach die Großmutter ein Machtwort. Von ihr ließ sich Frank etwas sagen. Die beiden hatte schon immer eine besondere Beziehung verbunden. Sie war es auch, die die Kinder zu sich nahm, wenn es für sie psychisch zu anstrengend wurde.

Die letzte Lebenszeit verbrachte Frank in der Klinik. Seine Krampfanfälle hatten sich gehäuft, er brauchte spezielle Medikamente und professionelle Überwachung. Seine Frau und auch die Kinder hatten keine Kraft mehr. Ich besuchte ihn dort täglich und behandelte ihn weiter an den Füßen. Er konnte sich jetzt nicht mehr verbal äußern, hielt seine Augen meist geschlossen. Manchmal hatten wir jedoch Blickkontakt und ich fragte mich, ob er seine Situation noch realisierte. Es war auffällig, dass seine Atmung sich während der Behandlung beruhigte und er sich merklich entspannte.

Nach einem Gespräch mit einem Palliativmediziner wurde beschlossen, keine Flüssigkeit mehr zu geben. Frank hatte sich in seiner Patientenverfügung gegen eine Flüssigkeitszufuhr am Lebensende entschieden. Jetzt sollte seinem Wunsch entsprochen werden. Die notwendigsten Medikamente gegen die Krampfanfälle bekam er über eine Infusion.

Frank begann zu fiebern, sein Zustand verschlechterte sich zusehends, sein Puls wurde unregelmäßig, schnell und flacher - und ich spürte, dass er nicht mehr lange leben würde. Es kam der Impuls bei mir, ihm zu sagen, dass Clara die Erziehung der Mädchen und ihr Leben mit Hilfe ihrer Mutter schaffen würde. Dabei sah ich ihm in die Augen. Es war ein besonderer Moment, und ich erinnere mich noch gut daran. Es hatte etwas Wahres und Tiefes. Ich blieb anschließend noch eine ganze Weile bei ihm sitzen.

Ruhe breitete sich aus. Dann ging ich.

Zwei Stunden später kam die Nachricht von seinem Tod. Eine Krankenschwester war bei ihm, als er starb, und sie berichtete, dass es ein ruhiges Sterben war.

Zusammen mit der Ehefrau und der Großmutter sind wir später zu ihm gegangen um uns zu verabschieden. Auch Angela, die ältere Tochter, wollte mit dabei sein, um ihren Vater ein letztes Mal zu sehen. Rafaela, die kleine, blieb lieber daheim. In der anschließenden Trauerphase hat sich die Großmutter sehr um die beiden Mädchen gekümmert.

... Sechs Jahre nach Franks Tod kam die Großmutter wieder zu mir. Rafaela, ihre jüngste Enkelin, würde viel weinen und ihren Vater vermissen. Psychologische Begleitung, die ihr angeboten wurde, lehne sie ab, da es für sie zu schmerzvoll wäre, über ihren Vater und sein Kranksein zu sprechen. Zu mir wollte sie kommen, da ich die Situation kennen würde. Ich zögerte und fühlte mich zunächst unsicher. Die Verantwortung schien mir zu groß.

Da Rafaela selbst den Wunsch äußerte, von mir behandelt zu werden, sagte ich zu – wir wollten es zusammen versuchen.

Sie war jetzt 11 Jahre alt, kam allein zu mir. Sie erinnerte sich noch an die Fußbehandlungen bei ihrem Vater und so war die Reflexzonenarbeit für sie nichts Neues.

Gerne streckte sie mir ihre Füße entgegen. Wir sprachen wenig. Gegen Ende der ersten Behandlung bemerkte ich, dass sie eingeschlafen war. Bei der Verabschiedung fragte ich sie, ob sie wiederkommen möchte und sie bejahte.

Ich sah ihr nach, als sie sich auf den Heimweg machte und bemerkte, dass sie nach ein paar Schritten mehrmals in die Luft hüpfte.

Ich wertete das als gutes Zeichen.

Rafaela kam für eine Weile wöchentlich zu mir. Sie erzählte, dass sie am Abend nicht mehr so traurig sei und sie nicht mehr weinen müsse.

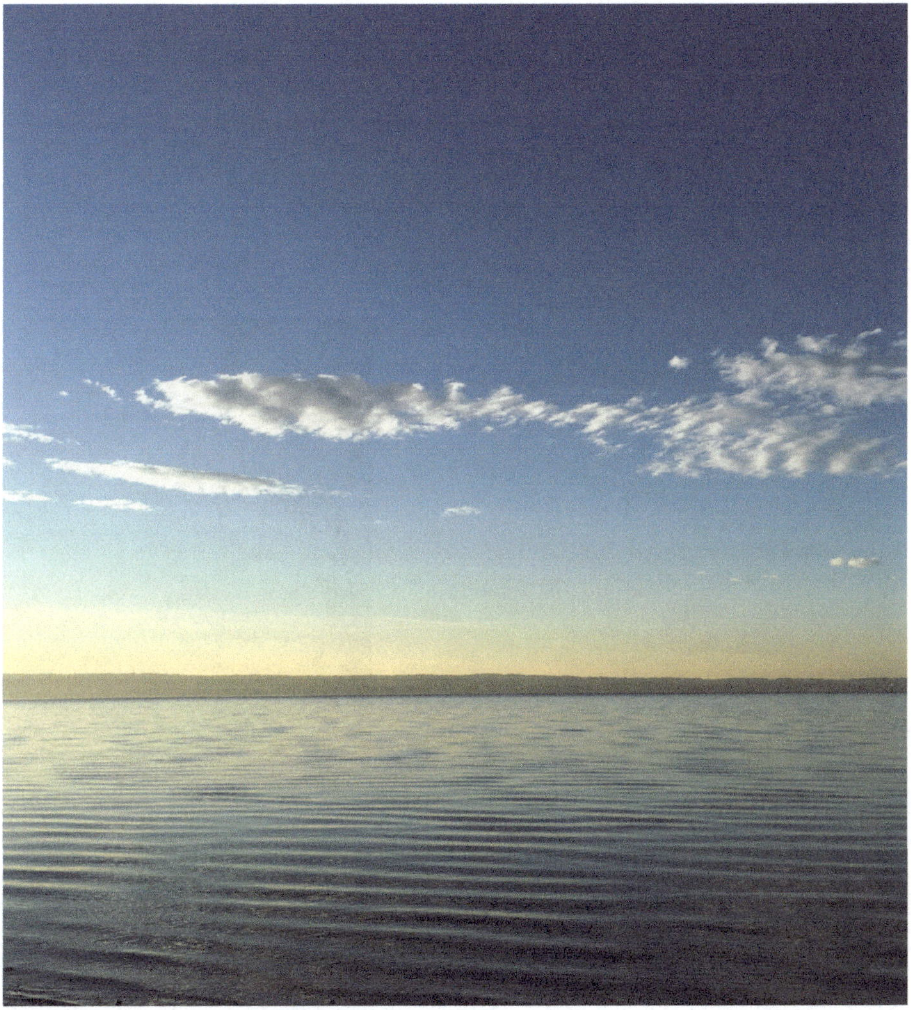

*„Verweigere dich,
verantwortlich zu sein,
tu' es aus Liebe."*

Joseph Beuys

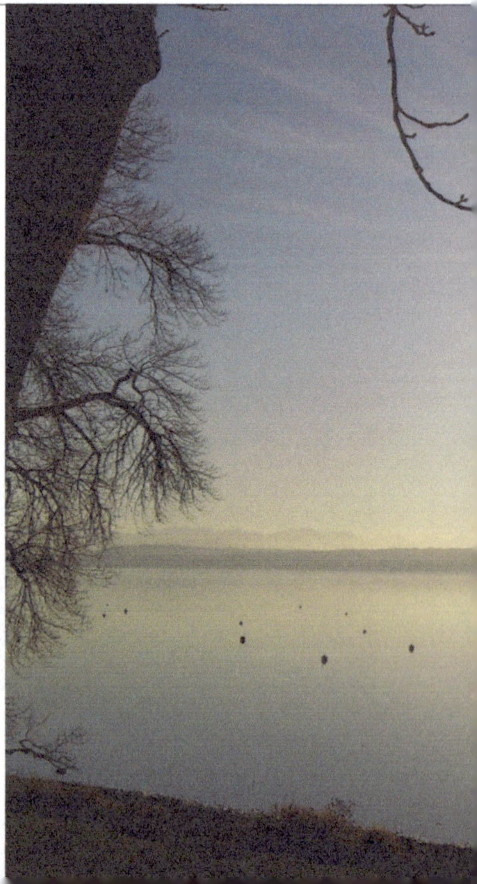

WIE BEGEGNE ICH EINEM STERBENDEN MENSCHEN?

K A P I T E L Z W E I

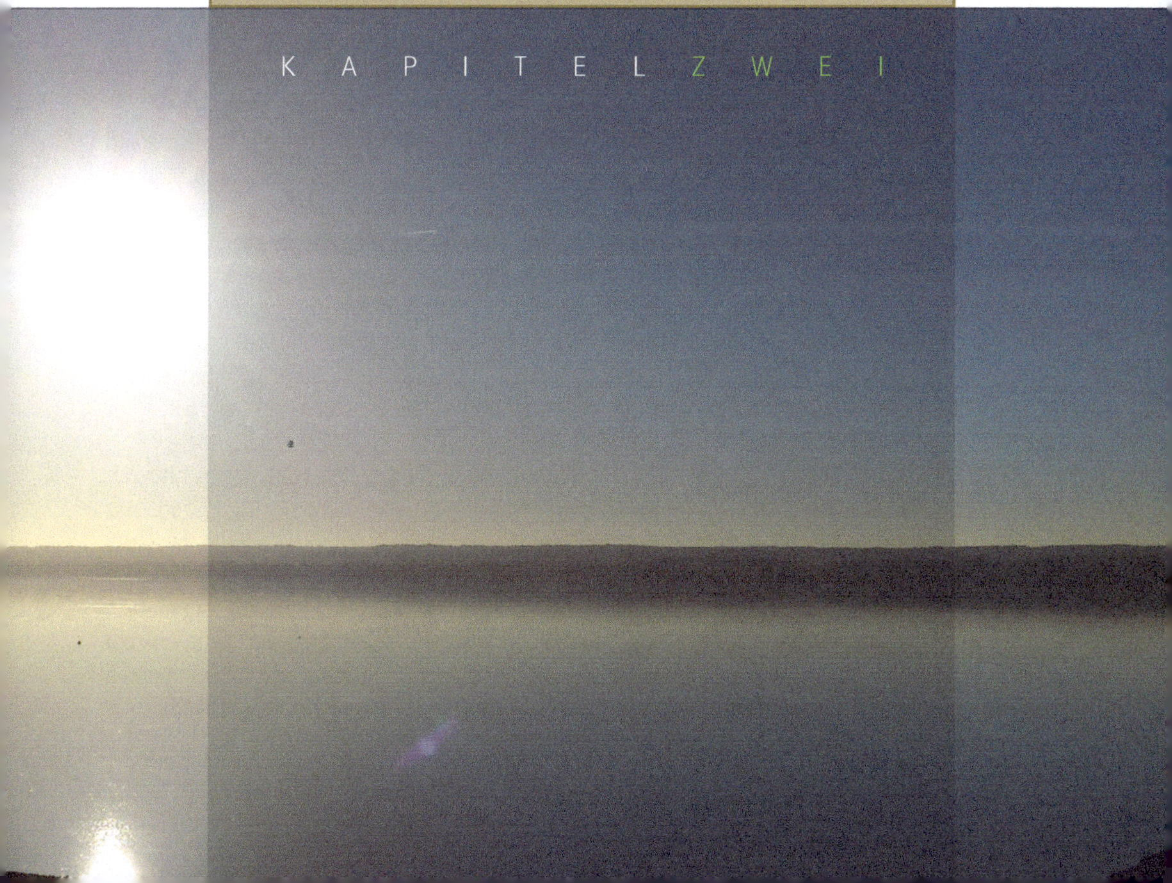

Der Tod unterbricht die Tagesordnung

Mit einem sterbenden Menschen zu sein, hat für mich eine besondere Qualität.

Ich erinnere mich noch an die Zeit, als ich in der Klinik auf einer Station der Inneren Medizin arbeitete. Hier wurden Patienten gepflegt und versorgt und sind manchmal dort auch verstorben. In meinem Beruf als Krankenschwester war ich für sie da, gleichzeitig musste alles schnell gehen. Es gab so viel zu tun, das Arbeitstempo und der Anspruch waren hoch. Die Anforderungen vielfältig. Es gab wenig Raum, sich Zeit zu nehmen und in Ruhe beim Patienten zu sein.

Ein deutlicher Unterschied war für mich, wenn ich vor einer Tür stand und wusste, dass im Zimmer ein sterbender Mensch lag. Dann hielt ich einen kleinen Moment inne, nahm ein paar Atemzüge, drückte die Klinke leise und langsam und trat erst dann in den Raum ein. Es war ja oft nicht klar, ob ich dem kranken Menschen noch lebend begegnen würde. Das hatte nichts mit Angst zu tun, möglicherweise einen verstorbenen Menschen anzutreffen. Vielmehr war es Achtung und Respekt vor dem Weg, den dieser Mensch gehen muss, und das sichere Gefühl, dass Hektik mit Sterben wenig zu tun hat und auch nicht gut tut.

Sterben ist für mich ein Prozess des Loslassens und der Hingabe, wie ich es im Leben selten in dieser Intensität erfahren darf. Dies zu erleben, hat mein eigenes Leben beeinflusst.

Wenn ich ins Zimmer eines Sterbenden gehe, ist es hilfreich, meine Konzepte hinter mir zu lassen und nur zu spüren, was es braucht in diesem Moment. Ich nehme die Stille im Raum wahr, und die Stille darf sich auch in mir ausbreiten. Dabei bemerke ich, dass ich ruhiger werde, leiser spreche und einfach ganz da bin. Es ist, auf eine Weise, ein Aussteigen aus dem „normalen“, oft schnelllebigen und getriebenen Tun. Ich glaube, die Patienten spüren das. Wesentlich ist dabei meine präsente Haltung. Dies bezieht natürlich kompetentes Handeln ein, wenn es notwendig ist.

Oft habe ich erlebt, dass sich Helfer in schwierigen und ausweglosen Situationen in eine Art Aktionismus stürzen. Das macht es nicht einfacher, kann aber deren Hilflosigkeit verdecken. Es ist schwer anzunehmen, nichts mehr tun zu können!

> *„Eine der wichtigsten Lehren aus unserer Arbeit ist die Erkenntnis, dass es am Lebensende oft – wenn auch nicht immer – auf das liebevolle Unterlassen ankommt."*
>
> Gian Domenico Borasio, Palliativmediziner, Zeit online, 2012

In der Hospizkultur hat sich das Wort Da-Sein etabliert. Dieser schlichte Begriff ist bezeichnend für die Anwesenheit von Hospizhelfern bei kranken und sterbenden Menschen – und öffnet ein weites, ruhiges Feld für Sterbebegleiter. Hospizhelfer müssen gar nichts tun! Sie dürfen einfach da sein und haben Zeit für die ihnen Anvertrauten. Ich finde diesen Begriff sehr schön, er hat etwas Mildes, Demütiges und Schlichtes.

Mir geht es aber auch um mein Da-Sein als Sorgende – und damit nähere ich mich dem Begriff Präsenz. Wie geht es mir als Helfende und wie ist meine innere Haltung in diesem Augenblick? Präsenz ist ein Da-Sein, und es ist gleichzeitig präziser, zentrierter – es bezieht mich als Helfer und gleichzeitig mein Gegenüber ein. Es ist ein Gegenwärtig-Sein, das mein inneres Anwesend-Sein (engl.: to be present) einbezieht. Eine Haltung, in der ich unabgelenkt bin, d. h. frei bin von Gedanken, die mich immer in Vergangenheit und Zukunft bringen, frei bin von Konzepten, Plänen, Bewertungen, und in einer akzeptierenden Haltung. Das wird mir nicht immer gelingen – und sollte es so sein, bin ich mir dieser momentanen inneren Aktivitäten bewusst und identifiziere mich nicht damit. Das macht es leichter, mich wieder davon zu lösen.

Der Fokus liegt auf dem Moment. Und es geht darum, eben diesen Augenblick anzunehmen, so wie er ist. Das kann uns leiten, dem Prozess des Sterbens zu vertrauen.

Meine Anwesenheit beim kranken Menschen ist

- ruhig,
- freundlich,
- liebevoll zugewandt,
- präsent,
- mitfühlend,
- akzeptierend/annehmend,
- empathisch.

„Es ist gut sich daran zu erinnern, dass im Chaos der Krankheit und des Sterbeprozesses eine ruhige Person im Raum den Unterschied macht!“

Frank Ostaseski

GESCHICHTE VON FRAU GAST

Frau Gast ist 82 Jahre alt, leidet an Demenz und ist krebskrank im fortgeschrittenen Stadium. Nach mehreren Stürzen mit anschließenden Krankenhausaufenthalten kann sie nicht mehr allein in ihrer Wohnung bleiben und ist ins Seniorenheim umgezogen.

Dort besuche ich sie regelmäßig.

Als ich zu ihr ins Zimmer komme, liegt sie im Bett und klagt: „Ich bin so müde, meine Knochen tun so weh – was soll ich nur tun?"

Ich setze mich zu ihr, biete ihr meine Hand an, die sie gerne ergreift. Sage, und meine es auch: „Oh je, es geht Ihnen heute gar nicht gut".

So ist es – ich nehme es wahr und bewerte es nicht.

Ich bleibe bei ihr, höre ihr zu und bemerke, dass sie sich, wohl bedingt durch meine Anwesenheit, etwas beruhigt. Spüre die Wärme der Hand und ihre zarten, feingliedrigen Finger (sie war Schneiderin).

Frau Gasts Hand gibt etwas nach und wird schwerer – das ist ein Zeichen, dass sie sich entspannt.

Gleichzeitig nehme ich meine Füße auf dem Boden, den Kontakt zum Stuhl, meine aufgerichtete Wirbelsäule, meine lockeren Schultern und meinen Atem wahr.

Es ist eine kurze Reise durch meinen Körper, die mich ganz bei mir ankommen lässt. Ich spüre, dass ich gern hier sitze und sich Ruhe auch in mir ausbreitet. Nach einer kleinen Weile schläft Frau Gast ein. Ich bleibe weiter bei ihr sitzen und atme gleichmäßig weiter.

Stille breitet sich aus. Ich bleibe bei ihr, halte ihre Hand in meiner.

Als sie nach einigen Minuten erwacht, ist sie überrascht und freut sich: „Oh, sind Sie schon lange da?"

Wir freuen uns zusammen.

Ruhige Präsenz

Sie bedeutet ruhige Anwesenheit und Gegenwärtigkeit im Jetzt – es ist ein „Ganz-da-Sein“. Dabei schenke ich mir volle Aufmerksamkeit und bin gleichzeitig mit dem, was ist, ganz verbunden. Es ist ein Frei-Sein von getriebenen Gedanken, denn sie führen mich entweder in die Vergangenheit oder die Zukunft. Dadurch bin ich nicht in der Gegenwart.

Wenn ich mir meiner Gedanken und des Mich-Verlierens im Vergangenen oder Zukünftigen bewusst bin, habe ich mich mit ihnen nicht identifiziert. Ich kann sie sozusagen von außen betrachten. Dadurch fällt es mir leichter, mich wieder von ihnen zu lösen. Dies ist der erste und wichtige Schritt, um präsent zu sein. Das bedeutet aber nicht, mich vom Verstand (engl. mind: Intellekt / Denken / Geist / Verstand) abzutrennen, ganz im Gegenteil. Wenn ich mich auf das Jetzt konzentriere, werde ich präzise mit meinem Bewusstsein in Verbindung sein. Und dazu brauche ich die sich ständig wiederholenden Gedankenschleifen nicht, denn sie lenken mich nur vom Wesentlichen, nämlich vom jetzigen Augenblick, ab.

Bruder David Steindl-Rast, Benediktinermönch, beschreibt das Ticken der Uhr mit: „Jetzt, jetzt, jetzt, ...“

Ruhige Präsenz kann auch im Kontakt mit einem Gegenüber erlebt werden. In der Sterbebegleitung bedeutet es, ganz bei dem zu sein, was ist.

Jeder kennt es, in schwerer Zeit für einen anderen Menschen da zu sein. Dazu braucht es oft nicht viel. Einfach anwesend sein, zuhören, eine schwierige Zeit zusammen teilen und gemeinsam Stille erleben, wenn es keine Worte des Trostes mehr gibt. So kann Nähe entstehen, die dem Leidenden gut tut. Zusammen ist es ein wenig leichter.

Denn wenn es keine Möglichkeit mehr gibt Probleme zu lösen, bleibt uns nur noch, die Situation so anzunehmen, wie sie ist.

Es heißt, dass ein ruhiger Mensch im Raum die Atmosphäre verändert – und gerade in der Sterbebegleitung ist ein ruhiger, besonnener Umgang mit den Menschen wesentlich.

Dabei bin ich zurückhaltend, höre aufmerksam zu, agiere langsam, abwägend und freundlich. Das ermöglicht mir, zu spüren, was es jetzt braucht – und was nicht.

Ganz da zu sein im Jetzt ist ein Annehmen des jeweiligen Augenblicks, so wie er ist. Das kann mich dazu führen, dem Sterben als einem natürlichen Prozess zu vertrauen.

Wenn ich einem sterbenden Menschen in präsenter Haltung nahe bin, bedeutet dies ein Ja zum Sterben.

Eine präsente Haltung

- ist ein Ganz-da-Sein im jetzigen Augenblick,
- ist ein In-sich-Ruhen in Kontakt mit sich selber,
- ist Frei-Sein von der Umtriebigkeit der eigenen Gedanken,
- bedeutet, sich selbst und dem Gegenüber die volle Aufmerksamkeit zu schenken,
- ist stille, gelassene Anwesenheit mit Mitgefühl und Freundlichkeit,
- lädt ein zum Verweilen mit offenem Herzen, bei dem wir die Dinge so wahrnehmen und annehmen, wie sie sind,
- tut auch uns Helfenden gut und gibt Zufriedenheit.

Wie erreiche ich Präsenz?

Präsenz ist Anwesenheit in geistiger Klarheit, die frei ist von unseren ständigen geistigen Aktivitäten. Ein Da-Sein, das nicht bewertet, nicht überlegt, was geschehen sollte und das nicht zweifelt. Wir sind einfach da, wir akzeptieren die Situation so, wie sie ist. Und gibt es etwas zu tun, tun wir es.

Präsenz kann geübt werden. Der bewusste Kontakt mit sich selbst macht es uns leichter, in dieser inneren Haltung zu verweilen. Wenn wir unseren Körper und unseren Atem wahrnehmen, geschieht das eben gerade jetzt, genau in diesem Augenblick.

Übungen, die Sie unterstützen können, eine präsente Haltung in Ihr Leben einzuladen, finden Sie im sechsten Kapitel.

Indem Sie das Bewusstsein wach vom Kopf in den Körper führen, wird sich die ständige, meist störende gedankliche Aktivität von selber verringern. Dies wirkt beruhigend, zentrierend und entspannend. Wenn das geschieht, nimmt Ihre Verstrickung mit der Nicht-Gegenwart (das ist Zukunft und Vergangenheit) ab und bringt Sie in die Jetzt-Zeit und an den jetzigen Ort, und damit in die Präsenz. Dann sind Sie wirklich anwesend und ganz gegenwärtig.

Sie sind da, in Ihrem Körper, mit wachem Geist und offenem, mitfühlendem Herzen.

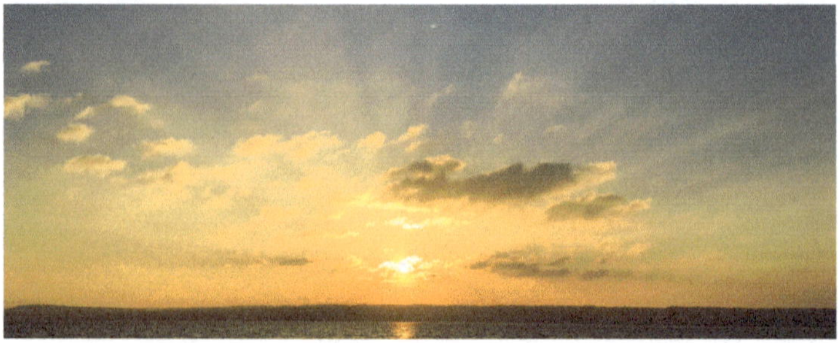

EINE KLEINE PRAKTISCHE ÜBUNG VORNEWEG

Sie dauert weniger als eine Minute, und ich möchte Sie jetzt dazu einladen.

> Spüren Sie Ihre Füße deutlich auf dem Boden, ihren weichen Bauch, die aufgerichtete Wirbelsäule. Nehmen Sie jetzt drei bis vier tiefe Atemzüge und beobachten Sie, wie sich Ihr Brustkorb weitet und sich die Bauchdecke leicht hebt. Atmen Sie nach jedem Einatmen vollständig aus – dieses Ausatmen geschieht ganz von selbst, Sie brauchen nichts zu tun. Dabei wird Ihr Bauch flacher und der Brustkorb senkt sich. Nehmen Sie die kleine Pause am Ende der Ausatmung wahr, bevor der nächste Impuls kommt, wieder einzuatmen. Ihr Körper atmet.

Nach einigen Atemzügen spüren Sie nach, wie Sie sich jetzt fühlen.

Diese kleine Eigenerfahrung zeigt Ihnen

- Präsenz kann erlernt werden.
- Einfache Präsenz-Übungen helfen, aus dem Getrieben-Sein des Alltags auszusteigen und im gegenwärtigen Augenblick zu entspannen.
- Der Körper ist das Tor zur Präsenz.
- Wesentlich ist eine bewusste Verankerung im Körper und das Wahrnehmen des eigenen Atems.

Der Körper ist das Tor zur Präsenz

Präsent-Sein ist waches, entspanntes, offenes Da-Sein. Dabei hören, sehen und nehmen wir wahr, was um uns und in uns geschieht. Wir akzeptieren das, was in diesem Moment ist.

Dies macht es möglich, uns vom ständigen Gedankenkarussell zu befreien, das uns in die Vergangenheit bzw. in die Zukunft bringt. Das hilft,

Bewertungen, Urteile, Planen, Kritik oder gute Ratschläge sein zu lassen. Wir nehmen uns selbst und unser Gegenüber so an, wie es ist. Das ist eine präsente Haltung. In dieser Haltung ist es leicht, unsere Freundlichkeit und unser Mitgefühl einzuladen.

> *„Präsenz ist ein Annehmen, was ist, in einer Haltung von Mitgefühl und liebevoller Freundlichkeit. Das wertfreie und bewusste Beobachten jedes Moments."*
>
> John Kabat-Zinn

Mehr braucht es nicht. Das ist zutiefst erfüllend – und es kann helfen, mein Gegenüber an seine eigene Präsenz zu erinnern. Dies ermöglicht wahren Kontakt auf gleicher Ebene. Das ist spürbar und wohltuend, sowohl für den Gebenden als auch für den Nehmenden. Es ist authentisches Da-Sein und echter Kontakt von Mensch zu Mensch.

Sie werden jetzt wohl denken: „Das ist doch nicht viel" oder aber vielleicht: „Das schaffe ich nie" … Warum versuchen Sie es nicht einfach einmal? Es dauert nicht länger als sonst, wenn Sie Ihre Arbeit in einer präsenten inneren Haltung verrichten oder mit diesem Bewusstsein ein Gespräch führen. Jeder kennt Arbeiten, die eintönig sind, die, obwohl kurz, doch eigentlich schon vorbei sein sollten.

Als Krankenschwester denke ich ans Blutdruck- und Pulsmessen. Ich habe mir manchmal als Aufgabe gestellt, dies in einer präsenten Haltung zu tun. Und es veränderte sich. Für mich, aber auch für die Menschen, die ich berührte. Es wurde – irgendwie – schöner.

Sie können das auch auf andere Tätigkeiten übertragen. Was Sie auch tun, es kann alles im Jetzt geschehen. Wenn Sie plötzlich bemerken, dass es Ihnen Freude macht, was immer Sie gerade tun, dann sind Sie im Jetzt, dann sind Sie in der Präsenz – und auf der richtigen Spur.

Präsenz ist eine Haltung, die man lernen und üben kann, das ist die gute Nachricht.

Und manchmal geschieht sie einfach von selbst. Wenn Präsenz auf diese Weise entsteht, werden wir über die Tiefe einer Begegnung und die Schönheit des Augenblicks staunen.

Wir können uns auch an Präsenz erinnern, ohne „schlechtes Gewissen“, wenn uns bewusst wird, dass wir sie wieder einmal verloren haben. Das wird oft geschehen und ist Teil der Übung/des Lebens. Wenn wir erkennen, dass wir nicht mehr in dieser inneren Haltung sind, ist es sehr einfach, sie wieder ins Bewusstsein zu holen. Dabei hilft uns der Atem. Einige tiefe Atemzüge bringen uns zu uns selbst zurück. Das dauert nicht lange und ist in jeder Situation möglich – wir atmen ja sowieso!

Genauso hilfreich ist es, wenn wir die Verbindung zum eigenen Körper bewusst wahrnehmen. Dann spüren wir unsere Füße neu, haben Kontakt zum Boden, fühlen unseren weichen Bauch und nehmen die Wirbelsäule in ihrer Aufrichtung wieder wahr. Unser Atem, der die Lungen füllt und die Bauchdecke leicht anhebt, bringt uns dann zurück ins Hier und Jetzt (siehe „Eine kleine praktische Übung vorneweg“, Seite 39).

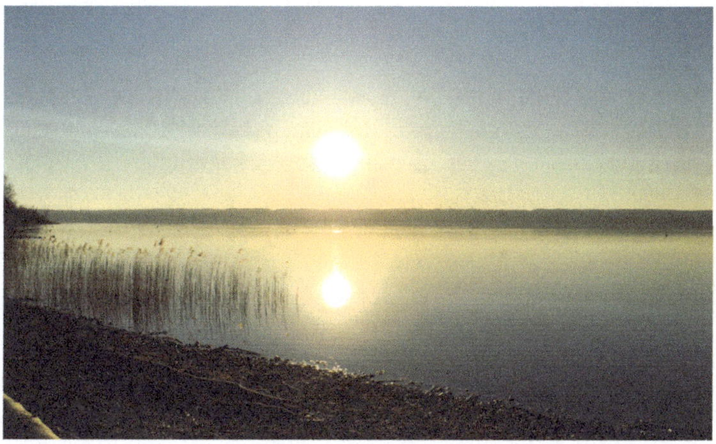

Wie lebe ich Präsenz?

Wenn ich in präsenter Haltung bei einem Menschen sitze, sieht das von außen niemand. Es ist nur ein kleiner Unterschied zum üblichen Sitzen, gar nicht sichtbar für den anderen.

Die Uhr tickt nicht anders, aber ich tue es! Ich bin in einer anderen Form der Gegenwärtigkeit. Wenn ich präsent bin, denke ich nicht, dass ich präsent bin – ich bin es einfach.

Ich muss dabei selber gar nicht viel „bringen". Bemerkenswert sind jedoch die unbewussten Reaktionen, die ich von außen gespiegelt bekomme: Anscheinend nehmen es die Menschen doch wahr, dass etwas anders ist. Sie fühlen sich wohl in meiner Anwesenheit und haben mich gern um sich.

Charlotte Joko Beck schreibt in ihrem Buch „Zen im Alltag", dass es ein haarfeiner Unterschied ist, der Himmel und Erde voneinander trennt.

Mir ist aufgefallen, dass es mir leichter fällt in einer präsenten Haltung zu sein, wenn ich mit sterbenden Menschen in Kontakt bin, und ich frage mich, warum dies so ist. Ist ein Mensch in seinen letzten Lebenstagen mehr in Verbindung mit seinem Inneren? Werde ich durch ihn an meine eigene Präsenz erinnert? Ein schwer kranker Mensch bezieht sich auf das absolut Wesentliche. Alltägliches verliert für ihn immer mehr an Bedeutung.

Er muss alle seine Konzepte, Vorstellungen, Wünsche im Lauf des Krankheitsverlaufes loslassen – und er plant nichts mehr. Vielleicht kann er sich nur noch auf seinen nächsten Atemzug konzentrieren?

GESCHICHTE VON HERRN VIEBHAR

Herr Viebhar war der Vater einer Freundin. Er litt an einer Krebserkrankung im fortgeschrittenen Stadium und war zur Schmerzeinstellung stationär im Krankenhaus. In dieser Zeit arbeitete ich als Krankenschwester auf einer Station der Inneren Medizin.

Nach meinem Spätdienst besuchte ich Herrn Viebhar regelmäßig.

Er bekam auf Grund seiner starken Schmerzen eine höhere Dosis Morphin und war deshalb oft schläfrig. Ich setzte mich immer eine Weile zu ihm. Das Zimmer war abends spärlich beleuchtet, wir sprachen kaum und waren einfach still beieinander.

Mir fiel auf, dass ich diese ruhige halbe Stunde mochte, ich mich von der Arbeit auf der Station erholte, mich selbst entspannte, einfach da war, und die Gedanken in meinem Kopf sich beruhigten.

Wie von selbst begann ich, am Bett zu meditieren – und dies wiederholte sich mehrmals.

Als ich einmal vorsichtig aufstand, um zu gehen, sagte Herr Viebhar leise: „Kommen Sie doch morgen wieder, es ist schön, wenn Sie da sind."

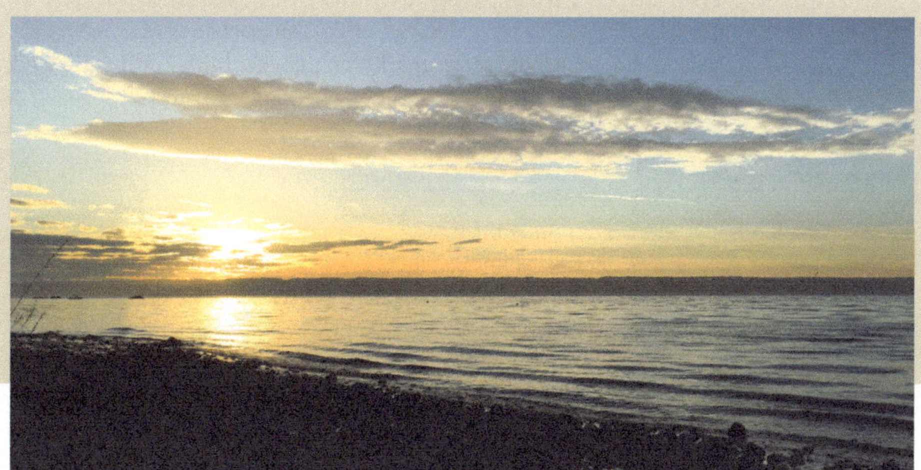

Präsenz schützt mich – und mein Gegenüber!

In einer präsenten Haltung bin ich ganz im Jetzt. Dabei fühle ich mich zentriert.

Ich stelle mir meine starke, aufgerichtete Wirbelsäule vor, meinen weichen Bauch und mein offenes Herz. Das schützt mich davor, zu viel zu geben und Kraft zu verlieren – und ist ebenso Schutz für mein Gegenüber. Hilfe kann, wenn auch gut gemeint, zu viel werden. Präsenz wirkt selbstregulierend und sorgt sowohl für mein Gegenüber als auch für mich. So kann ein Feld entstehen, in dem wir uns begegnen, darin getragen sind und gleichzeitig, zusammen, Teil davon sind.

Ein wesentlicher Faktor ist, dass diese Haltung auch mir gut tut. Das ermöglicht mir, aus der „Helfer"-Spirale auszusteigen. Wenn ich an die vielen Leute in der Pflege denke, die oft nicht wissen, wie sie ihr Arbeitspensum schaffen sollen, würde ich mir wünschen, dass es für diese Menschen Präsenz-Seminare gäbe.

Jon Kabat-Zinn, Professor der Medizin[2], hat dies schon vor Jahrzehnten erkannt und in seiner „Stress Reduction Clinic" in Massachusetts, USA, Trainings für Mediziner und Pflegepersonal angeboten, eine Kombination von Achtsamkeits-, Präsenz- und Körpertraining. MBSR (Mindful Based Stress Reduction) Kurse werden mittlerweile an vielen Orten angeboten.

Präsenz führt

- zu mehr Ruhe,
- zum Annehmen dessen, was ist,
- zu Entspannung, die zu einer deutlichen Reduzierung körperlicher und seelischer Stresssymptome führt,
- zu Nähe und Wertschätzung,
- zu Zufriedenheit,
- zu echter Beziehung.

2 „Gesund durch Meditation", Fischer Verlag

EIN GEHEIMNIS In einer präsenten Haltung ist wahrer Kontakt möglich.

Sarahs Besuch bei Herrn Kühn

Eine Kursteilnehmerin erzählt von einem Besuch bei einem 72-jährigen Herrn.

Herr Kühn war an einer beginnenden Demenz erkrankt. Er hatte keine Angehörigen vor Ort, die sich um ihn kümmerten. Es war ihm jedoch möglich, mit Unterstützung eines Nachbarschaftsdienstes, allein in seinem Apartment zu leben.

Dann erlitt er einen Schlaganfall. Herr Kühn wurde in die Klinik eingewiesen und kam anschließend in die Reha. Dort wurde deutlich, dass er nicht mehr selbständig wohnen konnte, und er wartete auf einen Platz im Altenheim. In diesen Wochen besuchte ihn Sarah regelmäßig.

Sarahs Bericht von ihrem letzten Besuch bei Herrn Kühn

Ich kam ins Zimmer von Herrn Kühn. Er wirkte niedergeschlagen auf mich, sein Blick war auf den Boden gerichtet. Auf meine Begrüßung reagierte er nur mit einem kurzen „Hallo“. Von den vorhergehenden Besuchen wusste ich, dass der Umzug in das Seniorenheim ihm Sorgen bereitete, ihn ratlos und traurig machte. Zudem waren seine körperlichen Einschränkungen, bedingt durch den Schlaganfall, ein großer Schock für ihn. Jetzt wurde ihm bewusst, dass er auf regelmäßige Unterstützung angewiesen sein würde. Eine große Veränderung in seinem Leben.

Als ich versuchte, mit ihm ins Gespräch zu kommen, nahm er mit mir keinen Blickkontakt auf. Meine Fragen beantwortete er nur mit dem Notwendigsten – einem Ja bzw. Nein. Ich bemerkte, dass ich ihn nicht erreichte und das machte mich ratlos, da ich nicht wusste, wie ich mit ihm Verbindung aufnehmen konnte. Ich spürte eine Verunsicherung und begann, in mich hinein zu hören. Fragte mich, ob es angemessen ist, was ich tue, oder ob ich ihn überfordere, ihn bedränge. Mir wurde bewusst, dass es so nicht stimmte und ich bekam ein ungutes Gefühl.

Dann erinnerte ich mich an Präsenz – und war einfach still. Begann meinen Atem wahrzunehmen, meinen Körper zu spüren und bemerkte, wie ich mich auf diese Weise innerlich beruhigte.

Nach einiger Zeit fiel mir auf, dass mich Herr Kühn anschaute, stumm. Wieder flackerte eine kleine Unsicherheit bei mir auf – und ich fragte ihn: „Herr Kühn, wie ist es für Sie, wenn ich einfach ruhig bei Ihnen sitze?"

Er antwortete: „Sehr angenehm."
Wir waren wieder still. Ich atmete in den Bauch, war jetzt beruhigt, dass es gut ist, auf diese Weise da zu sein. Nach einer Weile fragte ich ihn: „Wie ist es für Sie, wenn wir schweigen?"

Herr Kühn meinte: „Ja, wir sind zusammen still."

Ich bemerkte eine Lebendigkeit in seinen Augen, ein Blitzen – und spürte die Verbindung zu ihm – so war es gut.

„Achtsamkeit ist Aufmerksamkeit ohne Kritik und Urteil."
Jan Chozen Bays

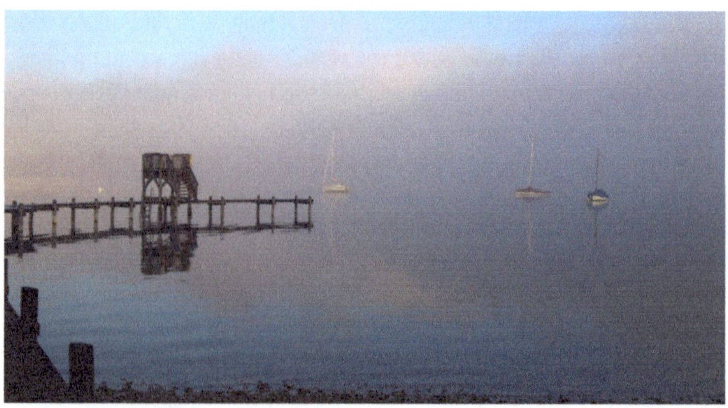

Kontakt in einer präsenten Haltung

Wirklicher Kontakt entsteht, wenn ich in meinem Körper bin und mein Gegenüber ganz wahrnehme.

Je mehr Körperpräsenz ich habe, desto besser kann ich starke Emotionen und Gedanken, die mit Leid und Schmerz einhergehen, annehmen!

Dies führt in tiefere Präsenz und dies bedeutet tiefere Offenheit. Je mehr Verbindung ich mit dem Körper habe und in der Präsenz ruhe, desto funktionaler werde ich, und es ermöglicht mir die Kapazität, vollkommen in eine Situation hinein zu gehen.

Wir wollen alle Tore unserer Wahrnehmung öffnen und können unterscheiden, was wir wahrnehmen und was wir sind. Dabei identifizieren wir uns nicht.

Wir hören nach innen (zu uns) und nach außen (zum anderen) und nehmen wahr, was um uns herum geschieht.

Wenn sich ein emotionaler Zustand zeigt, wird er uns bewusst und wir identifizieren uns nicht. So werden wir auch vom Leid des anderen nicht überschwemmt.

Dies führt uns zu wahrem Mitgefühl (mit innerer Zurückhaltung durch Präsenz, die mich bei mir sein lässt). Wir setzen alle drei Ebenen ein (Verstand, Herz, Körper), jeder hat aber unterschiedliche Komfortzonen.

Die Empfänglichkeit, die entstehen kann, lässt uns das Ganze erfahren und schützt uns gleichzeitig vor Identifikation. So kommt es zu keiner Überlastung und Überforderung des Helfers.

Nach Frank Ostaseski

Was ist wahrer Kontakt?

- Wahrer Kontakt ist eine respektvolle, freundliche und authentische Begegnung auf Augenhöhe von Mensch zu Mensch.
- Dabei lösen wir uns aus der Rolle des Helfers, die immer ein Ungleichgewicht in sich birgt.
- Er ist mühelos, selbstverständlich und freundlich.
- Er lässt uns in unser Tun hinein entspannen.
- So werden auch wir als „Gebende“ beschenkt.
- Er ist frei von verzerrten, reaktiven Affekten und Emotionen.

„Die wichtigste Stunde ist die Gegenwart, der bedeutendste Mensch der, der mir gegenüber steht, und das notwendigste Werk ist immer die Liebe.“

Meister Eckhart (Theologe und Mystiker, 13. Jahrhundert)

Zuhören in Präsenz ist echtes Zuhören

Professor med. Gian Domenico Borasio schreibt: „Das echte Zuhören ist eine Meditation in der Beziehung“ – und er sagt: „Unsere Medizin muss eine hörende werden!“

Echtes oder aktives Zuhören bedeutet

Zuzuhören in einer freundlichen, zugewandten Haltung, die nichts will, tut Menschen gut, die eine schwere Zeit durchzustehen haben.

Mit VERSTAND,	¬ *auf Informationen achten*
HERZ	¬ *mit Empathie und Mitgefühl für den Menschen da sein*
und KÖRPER zuzuhören.	¬ *der Kontakt mit der eigenen Körperpräsenz hilft uns auszuhalten*

WICHTIG

Dabei bewerten wir nicht, kommentieren nicht und unterbrechen nicht. Wir hören einfach nur zu. Ohne gute Ratschläge zu geben! Und – sprechen Sie nicht über eigene Erfahrungen. Das würde den Fokus von Ihrem Gegenüber auf Sie selbst lenken.

Mit Herz und Geist zuzuhören ist Freundlichkeit, ein Geschenk, das keine Gegenleistung erwartet und auch uns als Helfern gut tut. Es ist ein Zuhören, das gleichzeitig Raum für eigene Erfahrungen und die Erfahrung des anderen gibt. Ich höre auch auf mich, z. B. frage ich mich, was ich empfinde und wie es mir dabei geht. Dem Gefühl Raum lassen, dort hinein spüren, atmen, es jedoch nicht verbal ausdrücken. Achtsamkeit kann uns dabei unterstützen.

„Freundlichkeit ist eine Höflichkeit des Herzens, die der Liebe verwandt ist.“

Johann Wolfgang von Goethe

Es gibt drei wertvolle Regeln

- Setz dich hin, wenn es schwierig wird!
- Bei schwierigen Menschen braucht es totale Ehrlichkeit!
- Gute Ratschläge helfen nicht!

GESCHICHTE VON MAX

Max litt an Krebs. Er kämpfte tapfer gegen seine Erkrankung, mehrere Jahre. In dieser Zeit wurde seine kleine Tochter geboren. Natürlich konnte er nicht aufgeben. Das Eigenheim war eben fertig geworden. Er war immer sehr aktiv, arbeitete in seinem Beruf, war ehrenamtlich bei der Feuerwehr, trotz seiner Diagnose.

Jetzt lag er in einer Klinik in München. Ihm und seinen Angehörigen wurde mitgeteilt, dass weitere Therapie aussichtslos und seine Lebenszeit begrenzt sei.

Aber Sterben war für seine Familie kein Thema.

Die Angehörigen wollten ihn ins Allgäu verlegen lassen in der Überzeugung, dass er daheim wieder gesund werden würde. In dieser Zeit wurde ich hinzugezogen.

Nach mehreren Telefonaten mit den verantwortlichen Ärzten wurde deutlich: Max würde den Transport unter Umständen nicht überleben, da sein Allgemeinzustand zu instabil war.

Max lag auf der Palliativ-Station. Von weiterer Flüssigkeitssubstitution wurde abgeraten, die Angehörigen auf den Tod von Max vorbereitet. Daraufhin wurde die Verlegung abgesagt und ein Familienrat einberufen, zu dem ich eingeladen wurde.

Wir saßen um einen großen, runden Tisch. Es war, als würden in unserer Mitte der ganze Schmerz und das Leid der Familie ausgebreitet. Ein jeder teilte das mit, was ihn sorgte.

Hoffnungen, die noch immer keimten, wurden ausgesprochen, Schmerz und Trauer thematisiert, mit dem Schicksal gehadert. Im Raum herrschte pure Verzweiflung. Die Informationen, die von den behandelnden Ärzten gegeben wurden, konnten die Angehörigen einfach nicht akzeptieren. Zudem hatte es sie zutiefst irritiert, dass auf Infusionen verzichtet werden sollte, um so das Sterben zu erleichtern. Aber eben das sollte nicht sein! Ich hörte nur zu – lange, und es war schwer.

Es half mir, in Kontakt mit meinem Körper zu sein. Dabei spürte ich meine Füße auf dem

Boden, meine aufgerichtete Wirbelsäule, ich atmete in meinen Bauch. Das nahmen die Menschen um mich herum nicht direkt wahr, aber mir ermöglichte es, präsent zu sein und das anzuerkennen, was sich für jede einzelne Person in der Familie, in diesem Moment, an Schmerz zeigte. Ich hatte keinen Plan, wusste nicht, was geschehen würde bzw. was richtig wäre.

Dann tauchten Fragen bei den Angehörigen auf und ich versuchte zu erklären, was palliative Versorgung bedeutet und, ganz speziell, was Flüssigkeitssubstitution am Lebensende bewirkt. Dass Infusionen den Prozess des Sterbens erschweren. Das, was die Familie so irritiert hatte. Irgendwann wurde es ganz still. Ich ließ diese Stille zu, ohne zu erklären, zu trösten und hielt diese Stille mit den Menschen zusammen aus.

In der Stille ist etwas geschehen.
Es war für mich wie ein Wunder.
Annahme geschah.

Die Ehefrau von Max fuhr am Tag darauf in die Klinik nach München. Sie war bei ihm, als Max einige Stunden später ruhig verstarb.

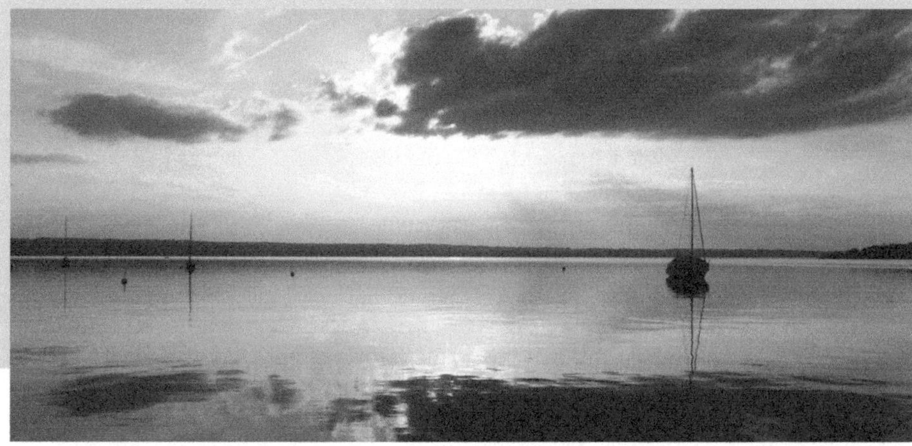

Empathie

Seit einiger Zeit wird viel über Empathie gesprochen. Mittlerweile ist es Voraussetzung, dass man als guter Begleiter von kranken und leidenden Menschen über diese Qualität verfügt.

Aber was ist eigentlich Empathie?

Schon als junge Krankenschwester bemerkte ich, dass ich gerne bei Menschen war und relativ wenig Probleme mit dem Kontakt zu ihnen hatte. Das spürten die Patienten, aber auch meine Kolleg*innen. Gab es einmal einen „schwierigen Patienten“, wurde oft ich geschickt. Manchmal wunderte ich mich darüber, was denn so schwierig an dem Menschen sein sollte. Meine Art, unvoreingenommen auf Menschen zuzugehen, ihre Eigenheiten zu akzeptieren und sie so zu nehmen, wie sie waren, machte mir den Umgang einfacher. Später bemerkte ich, dass ich mich, wie automatisch, auf Menschen einstellen konnte, ich mich ihrem Wesen, ihrer Sprache anpasste, das fand, was sie interessierte und wirklich und authentisch mit ihnen mitfühlen konnte. Das war förderlich für den Kontakt, machte ihn auf eine Weise mühelos und freute mich selbst. Es hatte etwas Leichtes. Patienten fühlten sich von mir verstanden und der Umgang miteinander wurde einfach, nah und selbstverständlich.

Empathie bezeichnet die Fähigkeit und Bereitschaft, Empfindungen, Emotionen, Gedanken, Motive und Persönlichkeitsmerkmale einer anderen Person zu erkennen, zu verstehen und nachzuempfinden. Ein damit korrespondierender allgemeinsprachlicher Begriff ist Einfühlungsvermögen.

Irgendwann kam es mir dann doch auch seltsam vor. Was machte ich da – ich hatte das nicht gelernt – aber es funktionierte im Kontakt mit anderen Menschen. Tickte ich irgendwie anders? War das normal, war ich normal?

Ich erinnere mich noch gut, dass ich Jahre später in einem Buch über Medizin und Mitgefühl das erste Mal das Wort „Empathie“ las mit der entsprechenden Erklärung. Das war es. Es erleichterte, beruhigte mich – und es begeisterte mich auch. Das gab es also tatsächlich, und es hatte sogar einen Namen!

> *„Das Herz hat seine Gründe, die der Verstand nicht kennt."*
> Blaise Pascal, französischer Mathematiker, Physiker, 1623-1662

Unterscheidung von Empathie, Mitgefühl und Helfersyndrom

Rachel Naomi Remen unterscheidet:

Empathie

Wir fühlen mit und spüren das Leid des anderen.
Dabei begegne ich deinem Leiden aus der Erfahrung meines Leids.

Jeder Mensch hat Gründe, so zu sein, wie er ist. Angst und Schmerzen verändern ein Leben radikal und können Verzweiflung und extreme Gefühle großer Not auslösen. Ein kranker Mensch wird zudem verletzlicher und empfindsamer – ob er nun an einer chronischen Erkrankung leidet, Tumorpatient ist, ihn seelische Nöte quälen oder er sich seiner letzten Lebensphase nähert. Sind wir empathisch, fühlen wir das, was ein anderer Mensch fühlt und es ist mehr als nur ein „Nachempfinden". Es hilft, den anderen ganzheitlich zu erfassen und lässt uns besser verstehen, wie es dem Menschen tatsächlich geht – und das wiederum unterstützt uns, angemessen und diesem Menschen gemäß zu reagieren. Das macht es uns leichter, die Eigenart des Menschen zu verstehen und Achtung vor ihm und seinem Leid zu haben. Denn gehen wir in Reaktion mit seinen Emotionen, die sich z. B. in Traurigkeit, Angst, Wut oder Verloren-Sein äußern können, bzw. lehnen diese ab oder möchten sie verändern, ist dem Bedürftigen nicht geholfen.

Schon das gemeinsame Aushalten der tatsächlichen Situation wirkt unterstützend in schwerer Zeit. Hat ein kranker Mensch das Empfinden, dass er für jemanden wichtig ist, und derjenige dableibt und mit ihm die Not zusammen erduldet, tut ihm das gut.

Das bedeutet: Leid zu teilen. Es braucht unser Verständnis, unser Einfühlen, unsere Akzeptanz und unseren tiefen Respekt vor dem Schicksal des Bedürftigen.

Ich erinnere mich an eine 89 Jahre alte Dame, die ich einige Zeit an den Füßen behandelte. Sie war nicht direkt krank – aber das Alter machte ihr schwer zu schaffen. Einmal sagte sie zu mir: „Mir tut wirklich alles weh … sogar mein Gesicht schmerzt …"

Das kenne ich nicht aus eigener Erfahrung. Aber es hat mich betroffen gemacht. Mir wurde bewusst, wie schwer es ist, Schmerzen, körperlichen Verfall, Angst und die Sorge, wie es wohl weitergeht, zu erleben. Durch mein Anerkennen der Not, von der ich nicht ablenkte, und mein Dabei- und Da-Bleiben in liebevoller Freundlichkeit würdigte ich in meinem Mitaushalten die Situation und das Leben der mir Anvertrauten. Dabei versuchte ich, sie bestmöglich zu unterstützen. Aber es liegt nicht in meiner Verantwortung, die Situation zu verändern oder Heilung zu bewirken – und manchmal ist dies, im herkömmlichen Sinn, auch gar nicht möglich. Geduld, liebevolles Zugewandtsein und Vertrauen unterstützen mich, um das anzunehmen, was ist, auch wenn ich den Sinn nicht verstehe. Dies spüren die Menschen, für die ich da bin.

> *Wir müssen nicht perfekt sein, wir müssen einfach nur da-sein.*
> Joan Halifax

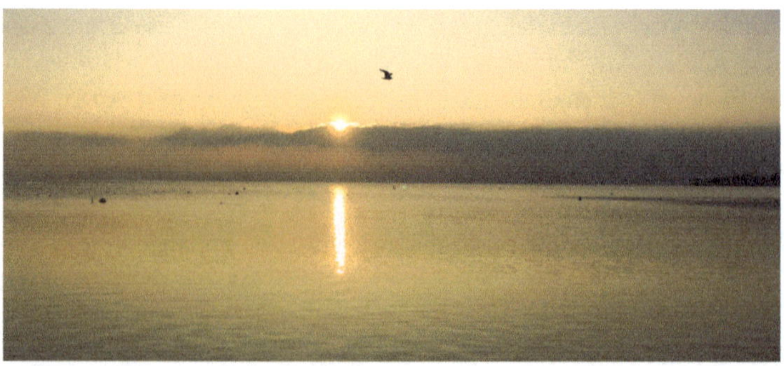

Mitgefühl

Für einen anderen etwas empfinden, ohne von ihm getrennt zu sein.
Dein Leiden ist mein Leiden und dabei nehme ich mich nicht wichtig.
Für den anderen fühlen und mit seinem Leiden sein können.

Mitfühlen mit dem anderen, intim, wir unternehmen eine gemeinsame Reise.

Wir spüren grundsätzlich eine positive Einstellung den Patienten und den Menschen insgesamt gegenüber – und nehmen oftmals Nähe wahr im Zusammensein. Das tut ihnen und uns gut. Es ist einfach und dabei darf Freude und Leichtigkeit mitschwingen. Wenn wir jemanden mögen, dann machen wir dieses Mögen nicht – es ist einfach so und deshalb nicht anstrengend.

Denken Sie an ein Kind: Tut etwas weh, hilft ihm, wenn die Mutter es zärtlich tröstet, es in den Arm nimmt, sanft und liebevoll die Not anerkennt. Und da bleibt.

Wenn kranke und sterbende Menschen das Gefühl haben, dass sie uns wirklich am Herzen liegen und wir ihnen, soweit das möglich ist, helfen möchten, tut ihnen das gut und ihre Angst nimmt ab. Wir vermitteln ihnen dadurch Sicherheit, und das wirkt beruhigend.

Leidende Menschen werden empfindsamer und brauchen unsere Anteilnahme und unser Mitgefühl. Sie brauchen unser authentisches, echtes Mitfühlen. Wenn wir entspannt sind und uns mit uns selbst wohlfühlen, ist es viel leichter, spontan liebende Güte und Mitgefühl zu empfinden. Es besteht eine Verbindung zwischen dem Gefühl von Entspannung und Mitgefühl, schreibt Dr. David R. Shlim. Und diese Entspanntheit kann uns zu Gleichmut führen. Das unterstützt uns, wertfrei offen zu sein für das, was ist. Es bedeutet, nicht von Vorlieben und Abneigungen gestört zu werden. Echtes Mitgefühl ist eine Art der Anteilnahme und Zuneigung, die spontan, natürlich und mühelos ist. Es ist, auf eine großzügige Weise, echt und aufrichtig für einen anderen Menschen da zu sein und so für ihn zu sorgen. Wir fühlen die Not und das Leid des anderen ganz, aber wir werden davon nicht fortgeschwemmt, da wir uns gleichzeitig um uns selber kümmern. Das bedeutet, auch mit uns selbst Mitgefühl zu haben.

„Dem Menschen Mensch sein.“

Sr. Liliane Juchli

Helfersyndrom

Uns geht es „besser". Es gibt ein Gefälle und der äußere Ausdruck ist meist: Der Helfer steht aufrecht, der Patient liegt. Wir sind verflochten mit der Rolle des Helfenden. Ich bin der gute Helfer, du der arme Patient. Oder: Es ist meine Profession und Aufgabe zu helfen. Das kann sehr anstrengend werden - da wir von einem Zu-viel-Geben nicht geschützt sind und uns oft einfach nur auspowern.

Meist setzen wir uns dabei selber stark unter Druck und meinen, „gut" sein zu müssen. Wir wollen klug, stark und unfehlbar sein, damit wir möglichst viel geben können. Das sind Strategien – und die können sich bis ins Helfersyndrom steigern. Damit überanstrengen wir uns selbst und belasten den Menschen, um den wir uns kümmern. Und es ist bekannt, wo dies hinführen kann.

Es gibt kein entspanntes Helfersyndrom – es ist immer gemacht! Ich möchte die Gute sein. Manchmal auch, ich bin die arme Gute, die alles gibt für die anderen und stillschweigend den Anspruch hat, gelobt zu werden oder etwas zurück zu bekommen. Eine andere Variante ist, sich benutzen zu lassen. Das macht es schwer – für alle Beteiligten.

Das Helfersyndrom

- bringt eine Ungleichheit,
- verringert das Selbstwertgefühl auf beiden Seiten,
- ist anstrengend und kann uns auslaugen,
- vermittelt Kranken das Gefühl, dem Helfenden etwas schuldig zu sein.

Empathie und Mitgefühl führen uns zu einer dienenden Haltung

- Es führt zu einer Beziehung zwischen Gleichen, von Mensch zu Mensch.
- Wir beziehen unsere eigene Schwäche und Verletzlichkeit mit ein.
- Die Ganzheit in uns dient der Ganzheit des anderen und der Ganzheit im Leben.

Rachel Naomi Remen

Eine Geschichte
Höher als der Himmel

Die Gemeinde wunderte sich, dass ihr Rabbi jede Woche am Vorabend des Sabbats verschwand. Sie hatten ihn in Verdacht, sich heimlich mit dem Allmächtigen zu treffen und beauftragten daher einen aus ihrer Mitte, ihm zu folgen.

Und was sah der Mann? Der Rabbi zog sich wie ein Bauer an und versorgte eine gelähmte, nicht-jüdische Frau in ihrer Behausung, indem er putzte und ein Festtagsessen für sie vorbereitete.

Als der Spion zurückkam, fragte die Gemeinde: „Wohin ist der Rabbi nun gegangen? Fuhr er gen Himmel?"

„Nein", erwiderte der Mann, „er stieg noch höher."

Verfasser unbekannt

„Verweigere dich, verantwortlich zu sein, tu' es aus Liebe."

Joseph Beuys

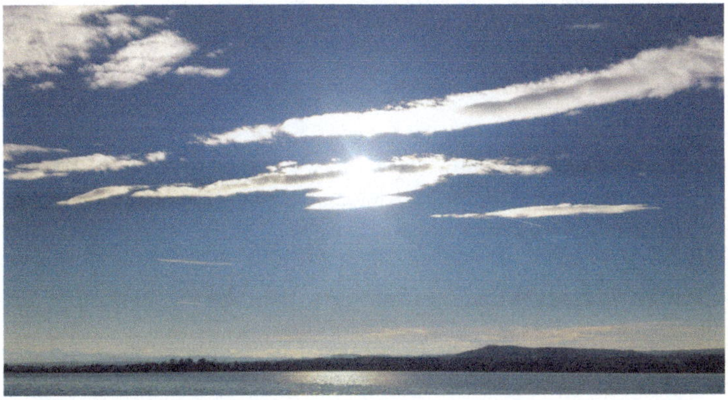

Intuition

„Intuition – das hat jeder Mensch, aber er weiß nicht, woher sie kommt“, sagt der Quantenphysiker und Träger des Alternativen Nobelpreises Professor Dr. Hans-Peter Dürr.

Definition Intuition

Ableitung

intuitio (mittellat.) = unmittelbare Anschauung

intueri (lat.) = betrachten, erwägen (und insbesondere) angeschaut werden

Es ist ein unmittelbares, nicht auf reflektierendes Denken gegründetes Erkennen: „Ich kann mich auf meine Intuition verlassen“, eine Eingebung, Ahnung, z. B.: „Sie folgte einer plötzlichen Intuition.“

Intuition kann als Sinneswahrnehmung erlebt werden wie Hören, Fühlen, Spüren. Sie ist eine vertiefte Wahrnehmung oder Erfahrung der inneren oder äußeren Welt.

C.G. Jung, der Schweizer Psychologe, hat die Intuition sehr treffend als eine grundlegende menschliche Funktion bezeichnet, die das Unbekannte erforscht und Möglichkeiten ahnt, die noch nicht sichtbar sind.

Es handelt sich um eine kognitive Funktion, die Wahrheit in ihrer Gesamtheit erkennt. Im Gegensatz zur wissenschaftlichen Vorgehensweise kommt die Intuition nicht vom Teil zum Ganzen, sondern erfasst direkt das Ganze.

Wir sprechen auch von Instinkt, Bauchgefühl, Ahnung, Eingebung, Geistesblitz usw.

Intuitive Wahrnehmung ist eine natürliche Fähigkeit des Menschen. Jedoch bemerken wir unsere Intuition oft nicht, weil wir mit anderem beschäftigt sind - oder aber, wir vertrauen ihr nicht.

Was uns helfen kann, uns für unsere Intuition zu öffnen, ist das Wahrnehmen der eigenen Impulse und Gefühle. Man kann die Intuition mit einem Muskel vergleichen: Je mehr wir ihn benutzen und begreifen, desto stärker wird er. Ganz wichtig in diesem Zusammenhang ist jedoch auch, dass nicht jedes Gefühl oder jeder Gedanke eine Intuition ist. Die „intuitive Stimme" von anderen „Stimmen" unterscheiden zu können, ist eine der Grundvoraussetzungen, um Intuition sinnvoll nutzen zu können.

Überarbeiteter und ergänzter Text von Thomas Menk, Mentale Intuition

Eine einheitliche Definition für Intuition gibt es nicht. Jeder scheint unter Intuition etwas anderes zu verstehen. Wenn wir präsent und aufmerksam sind, können wir in Kontakt kommen mit einer Geistesqualität, die es ermöglicht, zu spüren, was nötig ist, ohne uns allein auf rationale Vorgänge verlassen zu müssen. Wir können das als Intuition bezeichnen.

„Das eigentlich Wertvolle ist im Grunde die Intuition."

Albert Einstein

Wie wirkt Intuition in der letzten Lebenszeit?

In der Begleitung und im Kontakt mit Menschen, die sich ihrem Lebensende nähern – und dies gilt ebenso für deren Angehörige – kann uns Intuition helfen, das Richtige zu tun.

Dabei richten wir unseren Fokus darauf aus, dem Menschen gemäß, um den wir uns kümmern, zu agieren und dabei zu vermeiden, unseren Maßstab auf den Patienten zu übertragen.

GESCHICHTE VON FRAU WEISS

Es liegt schon Jahre zurück. Ich arbeitete auf einer Station der Inneren Medizin als Krankenschwester. Dort sind Menschen auch gestorben. Es gab noch keine Anbindung an ein Hospiz oder an palliative Einrichtungen.

Ich erinnere mich noch gut an Frau Weiss. Sie war Mitte achtzig. Eine stille Frau, verwitwet, sie strahlte Ruhe, Würde und Gelassenheit aus, trotz ihrer schweren Erkrankung. Sie war im Endstadium einer chronischen Herzerkrankung und wusste um die Prognose. Ihr Sohn besuchte sie regelmäßig, saß bei ihr, manchmal hörten sie klassische Musik zusammen. Er erzählte mir einmal, dass seine Mutter klassische Musik sehr liebe und tief verankert im Glauben sei. Das Sterben war nah, es hatte keine Dramatik.

> ***Wenn ich das Zimmer betrat, spürte ich den Frieden. Das ließ mich innehalten – vielleicht erinnere ich mich deshalb jetzt noch daran, obwohl es 20 Jahre zurück liegt.***

Ich war gerne bei Frau Weiss, versorgte sie bei der Körperpflege, brachte ihr Essen, machte kleine Handreichungen, sprach wenig mit ihr und fühlte mich ihr trotzdem nah. Manchmal hielt ich für eine Weile ihre Füße ruhig in den Händen, sie mochte das gerne.

Ihr Sohn kam, so oft es ihm möglich war. Er wollte seine Mutter in ihrer letzten Lebenszeit nicht allein lassen.

Lange, somnolente (schlafähnliche) Phasen wurden mehr bei ihr. Sie reagierte dann nicht, wenn man ins Zimmer kam. Auch ihr Sohn berichtete davon. Anschließend unterhielt sie sich wieder klar mit ihm.

Als ich einmal mit dem Arzt zur Visite kam, sprach der sie laut an, um sie aus diesem Zustand aufzuwecken. Es fühlte sich für mich nicht stimmig an und ich meinte: „Mir scheint, Frau Weiss ist in einem Zustand, der tiefer Meditation ähnelt, und vielleicht möchte sie in dieser Stille verweilen?"

> ***Da kam von Frau Weiss, in die Stille hinein, ein klares „Ja".***

Sie starb einige Tage später, im Beisein ihres Sohnes.

Der heilige Johannes vom Kreuz beschrieb es so

> *„Wer sich des Weges sicher sein will, muss die Augen schließen und im Dunkeln gehen.“*

Wie erlebe ich Intuition?

Intuition kann ich nicht wollen und nicht machen, auch nicht erwarten – nur offen sein in einem Feld des Nicht-Wissens. Es ist ein Nach-innen-Hören, Auf-mein-Herz-Hören. Wenn ich still bin, ist es leichter, den feinen Impuls, eine Ahnung oder Idee, die sich zeigen kann, zu erkennen. Dieser Impuls ist etwas, das in mir auftaucht und etwas in mir anstößt. Wenn ich vertraue und dem nachgehe, nehme ich wahr, zu welcher Handlung er mich einlädt. So kann ich die Intuition ins Leben bringen. Es hat etwas Freies, Neues, Ungeplantes, ist fast ein Abenteuer.

Dabei erspüre ich den Weg, Schritt für Schritt, in jedem Moment und bleibe weiter neugierig. Nach außen ist meine Haltung eine freundliche und offen zugewandte – zu meinem Gegenüber und zum Umfeld. Reaktionen, die ich von dieser Seite erkenne, nehme ich wahr und berücksichtige sie in meinem Tun bzw. Nicht-Tun.

Dies bedeutet, achtsam zu sein – und zu agieren oder nicht zu agieren, in einer präsenten, wachen und offenen Haltung. Es ist Frei-Sein.

„Das Geschenk der Berührung ist die älteste Form des Heilens!“

Frank Ostaseski

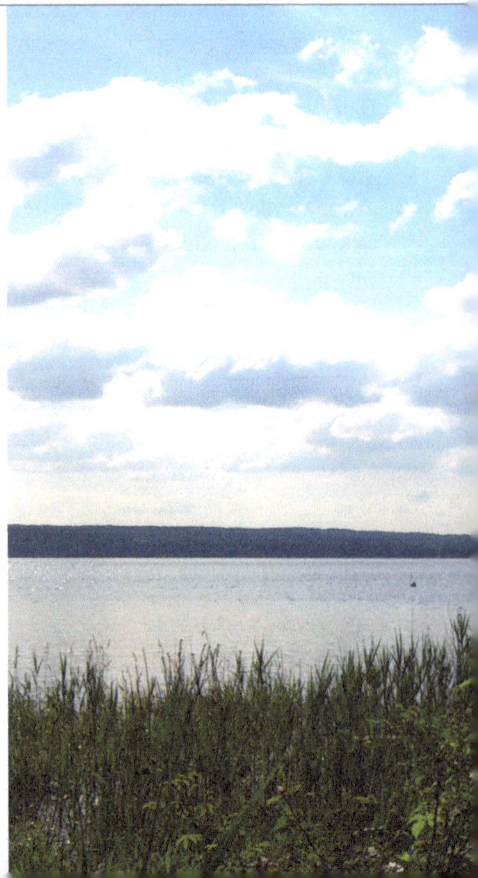

„... DARF ICH DEINE FÜSSE BERÜHREN?“

KAPITEL DREI

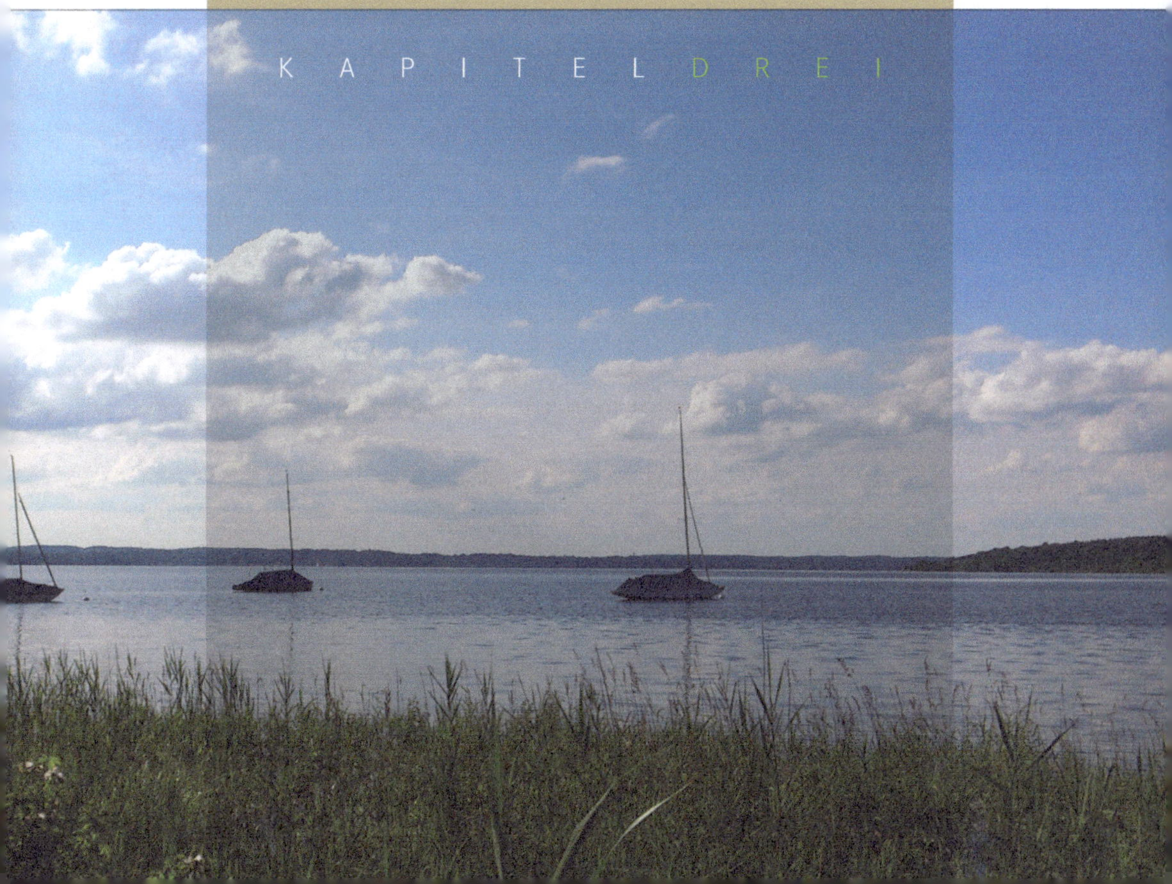

Berühre ich die Füße, berühre ich den ganzen Menschen

Über das Berühren der Füße wird der Mensch als Ganzes, d. h. auf körperlicher, geistiger und seelischer Ebene erreicht. Seit 1996 – seit einem Vierteljahrhundert – behandle ich Menschen auf diese Weise, und es begeistert mich immer noch. Meist begann es mit dieser schlichten Frage: „... darf ich deine/Ihre Füße berühren?“

Die Erfahrungen zeigen, dass dies gern angenommen wird, die Menschen dabei ruhiger werden und sie die Behandlung als wohltuend empfinden. Gerade in der letzten Lebenszeit kann dies sehr hilfreich sein.

Bieten Sie die Berührung an, so oft es Ihnen möglich ist, und richten Sie sich dabei nach den Bedürfnissen des Ihnen Anvertrauten. Meist führt diese Art von achtsamer, liebevoller Berührung in eine Entspannung. Sie nehmen es wahr, wenn Ihr Patient einen tiefen Atemzug nimmt, eventuell die Augen schließt, vielleicht einschläft. Diese Ruhe ist auch für Sie als Gebende/r spürbar, und sie darf auch Ihnen gut tun. Spüren Sie selbst, wie lange Sie berühren möchten. Wenn der Mensch einschläft, halten Sie die Berührung noch eine Weile aufrecht und ziehen sich dann leise, nachdem Sie Ihren Patienten in eine Decke eingehüllt haben, zurück.

Ich erinnere mich an Begleitungen, in denen ich täglich, auf Wunsch der kranken Menschen, deren Füße berührte. Manchmal waren es nur fünf Minuten, ein andermal länger und es wurden zwanzig Minuten daraus. Es kann geschehen, dass Sie dabei die Zeit vergessen. Achten Sie immer gut auf sich. Das heißt, seien Sie präsent, im Kontakt mit Ihrem Körper und Ihrem Atem.

Wenn Sie merken, dass es für Sie anstrengend wird oder die Haltung unbequem ist, sorgen Sie für sich, indem Sie eine günstigere Position finden. Wechseln Sie den Griff oder beenden Sie die Berührungssequenz.

Haben Sie einmal weniger Zeit, sind fünf Minuten, in denen Sie ganz für Ihren Patienten da sind, viel wert – für den Patienten und für Sie selbst. Merken Sie, dass Sie unter Zeitdruck sind, verschieben Sie die Behandlung besser auf den nächsten Tag.

Denn: Schnell mal einen Menschen zu berühren, geht nicht!

Die Griffe, die ich Ihnen vorstellen möchte, sind angelehnt an die Ausgleichsgriffe aus der Reflexzonentherapie von Hanne Marquardt. Die liebevolle Berührung der Füße ist unspezifisch. Das heißt, wir setzen keine direkten Reize in bestimmten Zonen und wir verfolgen kein Behandlungsziel. Dies schützt vor Reaktionen und Überdosierung.

Ältere Menschen sind nahe, körperliche Berührung oftmals nicht gewohnt. Umarmungen und Körperkontakt wurden wenig gepflegt – und es kann auf sie irritierend wirken. Wenn jedoch die erste Hemmschwelle überwunden ist, sind gerade sie es, die dankbar die Art des Kontakts über die Füße annehmen können.

Wenn möglich, behandeln Sie in Stille.

Manchmal braucht es jedoch, gerade wenn die Erfahrung dieser Art des Kontaktes neu ist, Worte, um über das Ungewohnte hinwegzuhelfen. Seien Sie nicht überrascht, wenn sich Schleusen öffnen und der kranke Mensch zu erzählen beginnt.

Das erinnert mich an eine alte Dame, die mir zu Beginn unserer Behandlungen von ihren ganz speziellen, egerländischen Kochrezepten berichtete. Aufgrund ihres Tumors im Darm konnte sie diese Gerichte nicht mehr essen, aber ihr Erzählen war für sie wie eine Würdigung ihrer Kochkünste – und ihres reichen Lebens.

Grundsätzlich ist zu empfehlen, in Stille zu behandeln. Am Lebensende lösen wir uns jedoch von Konzepten. Die Erfahrung zeigt, dass es im Verlauf der Berührung meist von selber ruhig wird.

Geben Sie der Stille eine Chance.

Manchmal kommen auch Tränen. Das ist in Ordnung. Ihre stille Anwesenheit und das ruhige Halten der Füße wirken unterstützend, das Schwere und die Trauer, die sein darf, zuzulassen. Es ist leichter, Verzweiflung mit einem Gegenüber zu teilen. Aber forcieren Sie nichts, fragen Sie nicht direkt nach. Ein sterbender Mensch braucht ein Gegenüber, das sich zur Verfügung stellt, Interesse zeigt und das annimmt, was ist.

Meist wird der Patient im Verlauf der wiederholten Berührungen ruhiger werden. Diese Ruhe wird auch Ihnen helfen, feine Reaktionen beim Patienten wahrzunehmen.

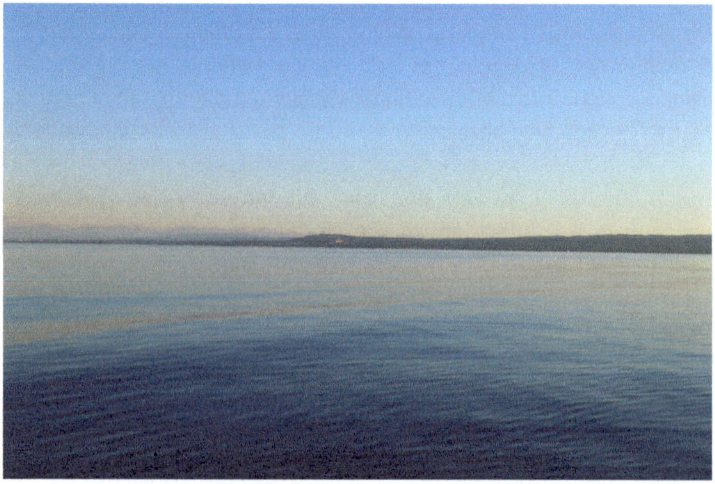

Die Reflexzonenbehandlung am Fuß ist eine sanfte Unterstützung

Ein Mensch, der sich seinem Lebensende nähert, ist meist sehr schwach, müde und tief erschöpft. Ich erinnere mich an die Aussage eines alten Herrn, wenige Tage vor seinem Tod: „Ich bin sterbensmüde.“ Diese Müdigkeit gehört zum Lebensende.

Frank Ostaseski sagt in einem seiner Vorträge, dass dieses zutiefst Erschöpft-Sein in die Hingabe führen kann. Erschöpfung sei Teil des natürlichen Sterbeprozesses.

Durch behutsames, liebevolles Berühren und freundliches Sich-um-den-anderen-Kümmern kann ich sterbenden Menschen vermitteln, dass sie nicht allein sind.

Es ist eine sanfte Art der Unterstützung – und so werde ich zum mitfühlenden Begleiter, „a compassionate companion“, wie Frank Ostaseski dies bezeichnet.

Jutta, eine Tochter:

> *„Als ich meinen Vater in den letzten Tagen begleitete, habe ich öfters seine Füße in meinen Händen gehalten, leichte Streichungen bei ihm gemacht – das konnte er annehmen. Eine Umarmung oder anderer Körperkontakt wäre in dieser Zeit nicht angemessen gewesen, und er hätte es auch nicht gewollt.“*

Der ganze Mensch ist in seinen Füßen im „Kleinformat“ zu erkennen.

Beim Behandeln bestimmter Stellen an den Füßen, den so genannten Reflexzonen, können wir zu allen Organen und Strukturen des Körpers eine energetische Verbindung herstellen. Damit erreichen wir, dass sich die zugeordneten Bereiche im ganzen Menschen stabilisieren und ordnen, soweit dies (noch) möglich ist.

Die folgende Grafik ist eine einfache Darstellung des Prinzips, das uns dazu führt

die Formenähnlichkeit des aufrecht stehenden Fußes mit einem sitzenden Menschen – oder: „Im Kleinen spiegelt sich das Große."

Hanne Marquardt hat, auf alten, einfachen Überlieferungen aufbauend, diese Zusammenhänge erkannt und in vielen Jahren therapeutisch weiter entwickelt.

Es beeindruckt mich immer wieder in den Kursen, dass ich Sterbebegleitern, die noch nie mit der Reflexzonenarbeit am Fuß in Berührung kamen, auf diese genial-einfache Weise in wenigen Minuten das Geheimnis der Reflexzonen vermitteln kann.

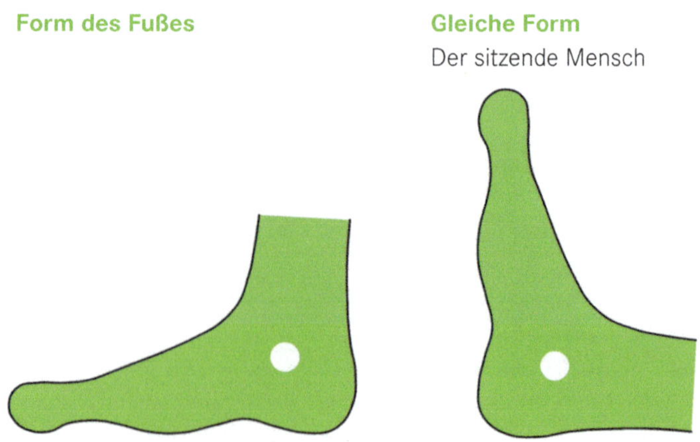

Grafik mit freundlicher Genehmigung von Hanne Marquardt

Bei schwer kranken Menschen und Menschen in ihrer letzten Lebenszeit ist die liebevolle Berührung der Füße eine Möglichkeit, auf feine, fast zärtliche Weise noch etwas tun zu können. Dabei kann ein Feld des Getragenseins entstehen, für den kranken Menschen und gleichzeitig auch für den Helfenden.

Jede Behandlung und jede Berührung ist auf ihre Art einmalig und neu. Achtsamkeit unterstützt, angemessen zu handeln und nichts überzustülpen. Das macht es möglich, kleinste Impulse wahrzunehmen und sich davon leiten zu lassen. Im folgenden Absatz möchte ich Ihnen Haltegriffe aus der Reflexzonenarbeit, auch Ausgleichsgriffe genannt, vorstellen.

Ausgleichsgriffe in der Reflexzonenarbeit am Fuß

Sie sind eine Möglichkeit, das immer stark belastete vegetative Nervensystem des Schwerkranken über bestimmte Bereiche der Füße zu unterstützen (s. Abb. Zonen Seite 78).

Die Griffe sind einfach in ihrer Anwendung. Manche Berührungen sind bei bettlägerigen Menschen überhaupt nicht oder nur sehr umständlich möglich, z. B. Umarmungen, den Rücken streichen. Aber meist sind die Füße, die selten mit Schläuchen oder Kabeln versehen sind, gut zu erreichen.

Und da die nebenstehende Grafik die therapeutische Regel der Formenähnlichkeit zwischen einem aufrecht stehenden Fuß und einem sitzenden Menschen deutlich zeigt, kann „der Mensch im Kleinformat der Füße“ in seiner Gesamtheit erfasst werden.

EIN BEISPIEL SANFTE UMARMUNG (s. Abb. Seite 96)
Auf Höhe der Mittelfußknochen – direkt nach den Zehen – umfasse ich mit der einen Hand die Füße nacheinander vom Fußrücken, mit der andern von der Fußsohle. Damit berühre ich auf sanfte Art den Zonenbereich des Schultergürtels und des Brustkorbes.

Dieser Bereich ist bei jedem Menschen nicht nur physisch vorhanden, sondern er steht ebenso in enger Verbindung mit seiner Gefühlsebene. Auf diese Weise kann ich den Menschen wie in einem kleinen Spiegel über die Füße „umarmen“ und erreiche ihn damit vor allem auf der emotionalen Ebene. Das ist für einen bedürftigen Menschen besonders wichtig.

Die Erfahrung, dass dies Schwerstkranken gut tut, muss man nicht „glauben“, man kann sie tagtäglich beobachten und machen. Und von den betroffenen Menschen, die üblicherweise wenig über solche Therapie wissen, unbefangen bestätigt bekommen. Sei es durch ein Lächeln, einen tiefen Atemzug oder schlicht durch ihre veränderte Ausstrahlung.

Generelle Information zu allen Berichten, in denen die Reflexzonen der Füße mit behandelt wurden

Da ich zunächst die therapeutische Ebene dieser Methode erlernt habe, sind ab und zu Hinweise angegeben, die sich zusätzlich auf die Behandlung von bestimmten Erkrankungen und Belastungen der jeweiligen Patienten beziehen. Sie sind, zur Unterscheidung von der „liebevollen Berührung“ in der Begleitung von schwerkranken Patienten in der hospizlichen und palliativen Betreuung, gekennzeichnet mit „therapeutische Reflexzonenbehandlung“.

Aufgrund meiner Ausbildung in Reflexzonentherapie am Fuß und als Krankenschwester kann ich therapeutisch arbeiten. Dies ist in der Begleitung von Sterbenden nicht primär notwendig. Aber es zeigt sich, dass Schmerzen gelindert und Organtätigkeit angeregt werden können.

Falls Sie sich mit Fachkräften, die die Reflexzonentherapie am Fuß ausüben, in Verbindung setzen möchten, können Sie sich über www.fussreflex.de in der dortigen Therapeutenliste informieren.

GESCHICHTE VON HERRN KRUG

Herr Krug war mein erster „Fuß-Patient". Gleich nach meiner Ausbildung in Reflexzonentherapie begann ich ihn zu behandeln. Er war damals 83 Jahre alt. Herr Krug mochte die Behandlung an den Füßen, und wir vereinbarten regelmäßige Hausbesuche. Er hatte kein körperliches Leiden oder eine spezielle Erkrankung. Er genoss die Berührung, es tat ihm gut, seine „normalen" Altersbeschwerden hielten sich damit in Grenzen.

Therapeutische Reflexzonenbehandlung
Bei Bedarf (z. B. Rückenschmerzen, Darmbeschwerden, Kreislaufprobleme, Schlafstörungen ...) konnte ich über die Füße positiven Einfluss nehmen. Dabei behandelte ich sanft in den Darmzonen, den Zonen der Wirbelsäule und des Schultergürtels, zusätzlich tonisierte (tonisieren = anregen) ich Herz und Nieren, Kopf und Solarplexus.

Lymphstreichungen ließ ich einfließen - die schätzte Herr Krug besonders, da sie ihn beruhigten und er oft dabei einschlief.

Manchmal scherzten wir über seinen Gesundheitszustand und er meinte, dass er dank meiner Behandlungen sicher hundert Jahre alt werden würde. Die Besuche zogen sich über Jahre hin, und ich durfte Herrn Krug in dieser Zeit besser kennen lernen.

Dann nahm seine Vergesslichkeit zu - zuerst fiel sie gar nicht so auf. Seine Kinder, mit denen er hauptsächlich telefonisch in Verbindung stand, da sie auswärts leben, bemerkten es lange nicht. Er sprach in Floskeln, hatte seine Spezialthemen, in denen er sich sicher fühlte. Und wenn sich etwas einmal seltsam anhörte, wurde es auf sein fortgeschrittenes Alter geschoben. Aber es mündete in eine demenzielle Erkrankung.

Ich behandelte ihn weiter.

Auffällig war, dass er sich immer gut entspannte und dabei oft einschlief. Und Herr Krug freute sich über meine Besuche. Eine Frau, die im selben Haus wohnte, schaute nach ihm, putzte die Wohnung, kochte regelmäßig und kümmerte sich um die Wäsche. Seine demenzielle Erkrankung schritt fort und sein Zustand verschlechterte sich. Er konnte sich nicht mehr selbständig anziehen, da er Kleidungsstücke verwechselte, vergaß die Wäsche zu wechseln. Eine Inkontinenz machte ihm zu schaffen.

Seine Kinder sorgten sich sehr, sahen sich jedoch nicht in der Lage, ihn zu sich zu nehmen. Auch hatte ihr Vater in gesunden Tagen geäußert, dass er seinen Lebensabend im Allgäu verbringen wollte. Es kam der Zeitpunkt, an dem er nicht mehr allein in der Wohnung bleiben konnte. Den Umzug in eine Pflegeeinrichtung, in der er konstant Betreuung bekommen sollte, lehnte er zunächst ab. Herr Krug wollte weiter selbständig sein, konnte seinen Zustand nicht einordnen, fühlte sich „entmündigt". Es war für alle Beteiligten eine schwere Zeit.

Oft glätteten sich die Wogen nur während der Behandlung an den Füßen – das waren kleine Ruhepausen ohne Sorgen, in denen er etwas loslassen konnte. Im Lauf dieser Zeit stürzte er mehrmals, verletzte sich, was zu Krankenhauseinweisungen führte. Dies machte dann einen Umzug in die Pflegeeinrichtung unumgänglich.

Beim Übergang in die betreuende Einrichtung konnte ich mitgehen und behandelte Herrn Krug auch dort regelmäßig. Er war mobil, machte regelmäßig mit dem Rollator Spaziergänge, die er so liebte. Nach einigen Monaten arrangierte er sich mit der neuen Situation und erzählte mir, dass dies doch ein ganz schöner Platz zum Leben sei.

Er sollte ein Jahr dort bleiben.

Als er mit 94 Jahren an einer Lungenentzündung erkrankte, verschlechterte sich sein Zustand innerhalb weniger Tage. Er hatte vor Jahren schon in einer Patientenverfügung festgelegt, dass er, hochbetagt, im Falle einer schweren Erkrankung eine Lebensverlängerung ablehnen würde. Nach Absprache mit seinen Angehörigen wurde er deshalb nicht in eine Klinik verlegt und blieb im Seniorenheim.

Ich erinnerte mich, dass er mir einmal gesagt hatte, er würde das Sterben wie das Wechseln eines Kleidungsstücks sehen und er würde dem Tod gelassen entgegenblicken. Das fand ich tröstlich.

In seinen letzten Lebenstagen besuchte ich ihn regelmäßig, hielt seine Füße, machte Ausgleichsgriffe, ruhige Streichungen, die Lemniskate (das Unendlichkeitszeichen, einer der

Ausgleichsgriffe, die das vegetative Nervensystem unterstützen, s. Abb. Seite 99).

Es war ein sanfter Abschied. Herr Krug verstarb nach fünf Tagen.

Über die Jahre hatte ich ihn oft an den Füßen behandelt, und wir wurden Freunde in dieser Zeit. Jetzt fand ich eine Form des Abschieds.

Es entstand ein kleines Ritual, eine Fußwaschung, mit Wasser, das ich von einer nahen Quelle geholt hatte. Eine Kerze brannte – und dann kam sein Sohn dazu, der aus dem Ausland angereist war.

Er hielt die Totenwache bei seinem Vater.

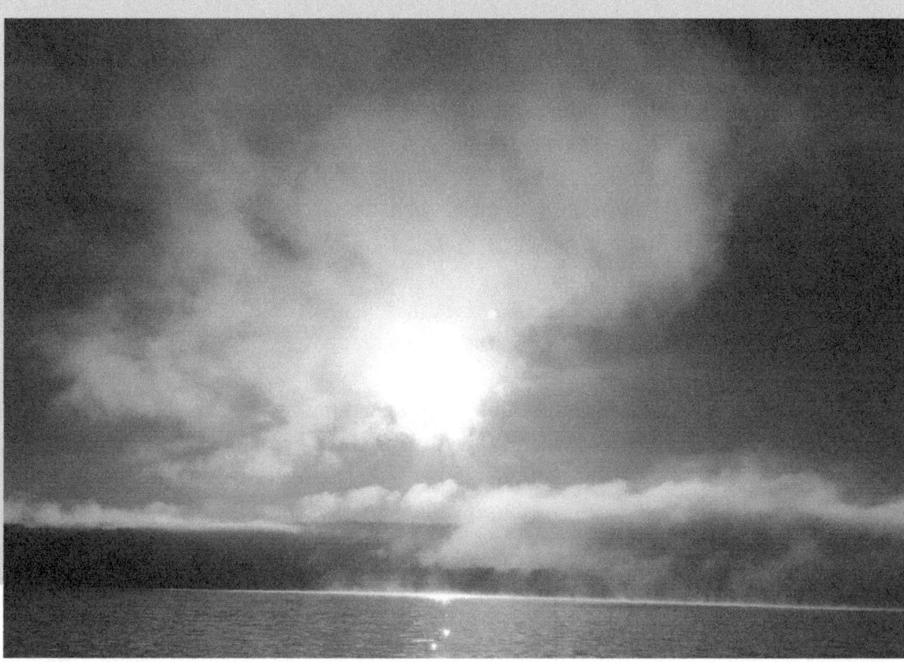

Geschichtliche Hinweise zur Reflexzonenbehandlung am Fuß

Gekürzter Text aus dem Buch „Reflexzonenarbeit am Fuß" (25. Auflage) von Hanne Marquardt

Die Entwicklung von ersten Anfängen bis zum jetzigen Stand nahm vermutlich einen ähnlichen Weg wie viele andere, heutzutage weithin akzeptierte Behandlungsformen.

Im Vorderen Orient ist eine praktizierte Fußbehandlung bereits durch Jahrtausende alte ägyptische Piktogramme belegt. Und auch aus dem Fernen Osten sind alte rituell-kultische Zeichen an den Füßen bekannt, häufig an den Sohlen von buddhistischen Statuen.

Seit Langem wird in verschiedenen fernöstlichen Ländern eine einfache (und oft sehr schmerzhafte) Behandlung der Füße praktiziert. Darüber hinaus existieren seit dem vorletzten Jahrhundert aus der westlichen Welt Hinweise, dass bereits die Ureinwohner Mittel-und Nordamerikas bei ihren Kranken eine Behandlung von speziellen Fußpunkten durchführten. Es scheint offensichtlich, dass dieses Volkswissen in verschiedenen Kulturen bereits seit Jahrtausenden gepflegt wurde.

Entwicklung in der Neuzeit

Die neuere Entwicklung der Behandlung der Füße begann mit dem amerikanischen Arzt William Fitzgerald. Er fasste die alten Erfahrungen und seine eigenen praktischen Ergebnisse am Beginn des 20. Jahrhunderts erstmals in schriftlicher Form zusammen und nannte sein Buch „Zone Therapy".

In den frühen 1930er Jahren begegnete die amerikanische Masseurin Eunice Ingham diesem Wissen und entwickelte eine manuelle Behandlungstechnik der Füße, die sie „Reflexology“ nannte. Ihre Schriften verbreiteten sich bis heute zur Erhaltung und Pflege der Gesundheit in vielen Ländern.

Die Methode Hanne-Marquardt-Fussreflex® wird heute in vielen therapeutischen Bereichen erfolgreich eingesetzt. Ihre Wirksamkeit ist durch Studien nachgewiesen.

Hanne Marquardt kam nach ihrer Ausbildung als Krankenschwester in England mit Eunice Inghams Schrifttum in Berührung. Seit 1958 entwickelte sie die einfache Laienbehandlung aus den USA in ihrer Massage- und späteren Heilpraxis zu einer professionellen Therapie und gründete eine Reihe von Ausbildungsstätten in Deutschland und Europa.

www.fussreflex.de und www.verlaghannemarquardt.de

Sie schrieb 1975 ihr erstes Buch „Reflexzonenarbeit am Fuß“, 1993 entstand das zweite: „Praktisches Lehrbuch der Reflexzonentherapie am Fuß“.

Idee der Reflexzonen am Fuß

Hanne Marquardt hat die Reflexzonenbehandlung an den Füßen maßgeblich geprägt. Ich bin dankbar, dass ich diese Methode vor über zwanzig Jahren erlernen durfte. Was mich begeistert, ist die Schlichtheit dieser Arbeit. Dazu brauche ich, neben meiner Erfahrung, meinem Wissen und meinem Gespür, nur meine Hände.

Der ganze Mensch findet sich im Fuß wieder

„Philosophen aller Zeiten erkannten bei der Betrachtung der Lebensvorgänge, dass die Information des Teiles im Ganzen und das Ganze im Teil enthalten ist. Auch in der Medizin ist dies bekannt durch die Omnipotenz (das Allvermögen) der ersten menschlichen Zellen, die noch sämtliche Möglichkeiten der Differenzierung für die Weiterentwicklung zu Organen, Geweben und Systemen in sich tragen."

Hanne Marquardt, „Praktisches Lehrbuch für die Reflexzonentherapie am Fuß", 7. Auflage, Seite 10

Definition von Reflexzonen am Fuß

„Wir arbeiten in den Reflexzonen der Füße in einem Mikrosystem, einer „bildschirmartigen Selbstabbildung" (Gleditsch) im Kleinen, die mit dem Makrosystem, der ganzen Person, in wechselwirksamer Beziehung steht. Fußreflexzonenbehandlung wird zur Gruppe der Komplementär- und Integrativmethoden gezählt, die als Regulationstherapie den Menschen in allen Ebenen anspricht und ordnet, jeweils im Rahmen seiner regenerativen Möglichkeiten. Sie unterdrückt bzw. bekämpft keine Symptome, sondern unterstützt die Selbstheilungskräfte, den „Inneren Arzt" (Paracelsus) der Patienten.

Die Areale am Fuß sind zwar keine Reflexe im nervalen Sinn, der Begriff „Reflex" hat sich jedoch im therapeutischen Sprachgebrauch in den letzten Jahrzehnten geöffnet. Er kann wie das Reflektieren des großen Bildes auf der kleinen Fläche einer Spiegelreflexkamera verstanden werden.

Als manuelle Therapieform vermittelt die Reflexzonenbehandlung das wichtige Medikament der Berührung. Das Einbeziehen vielfacher Funktionszusammenhänge, der Einsatz variabler Behandlungstechniken und die persönlichen, oft unterschiedlichen Reaktionen auf den therapeutischen Impuls ermöglichen eine individuelle Behandlung der einzelnen Krankheitsbilder unserer Patienten.“

Hanne Marquardt, „Reflexzonenarbeit am Fuß“, 25. Auflage, Seite 13

Überblick über die Zonen am Fuß

Manchmal wird auch heute noch angenommen, dass nur die Fußsohlen bei der Reflexzonenbehandlung am Fuß wichtig sind, weil darüber die meisten Zeichnungen und Bilder aus früherer Zeit vorhanden sind. Zu einer Behandlung gehört in Wirklichkeit der ganze Fuß von unten und oben, von der Innen- und Außenseite bis etwa eine Handbreit über die beiden Knöchel.

Das Fußpaar wird als Einheit betrachtet und nicht als zwei voneinander getrennte Einzelfüße. Das Gesamtbild des Menschen kann man sich maßstabgetreu verkleinert in den Füßen vorstellen, besonders dann, wenn man weiß, dass sich hauptsächlich Kopf, Hals und Rumpf im Fußpaar spiegeln. Die Behandlung der Extremitäten hat sich erst nach und nach entwickelt.

Überschneidungen der Zonen entsprechen meist Überlappungen von Organen und Geweben, wie sie anatomisch vorhanden sind.

So finden sich

- die Organe der rechten Körperhälfte im rechten Fuß, die der linken im linken Fuß;
- paarig angelegte Organe und Knochen auch an den Füßen in zwei Zonen rechts und links;
- einmalig vorhandene Organe und Gewebe nur einmal, links oder rechts, gemäß ihrer anatomischen Lage;
- die in der Körpermitte gelegenen Organe und Systeme in der Fußpaarmitte, d. h. an den Innenseiten der beiden Füße

Siehe Hanne Marquardt, „Reflexzonenarbeit am Fuß“, 25. Auflage, Seite 20

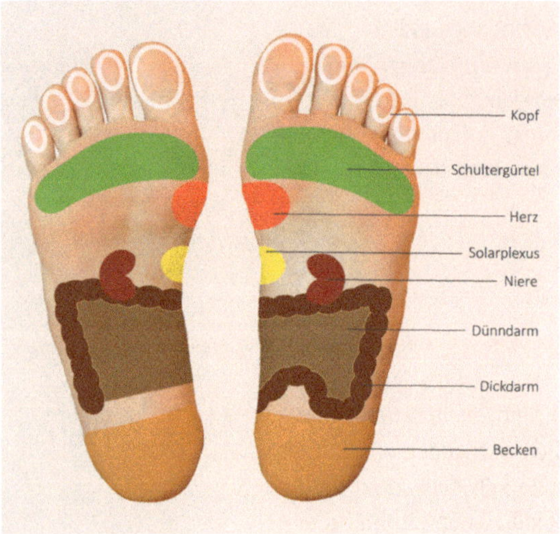

Reflexzonen der Füße

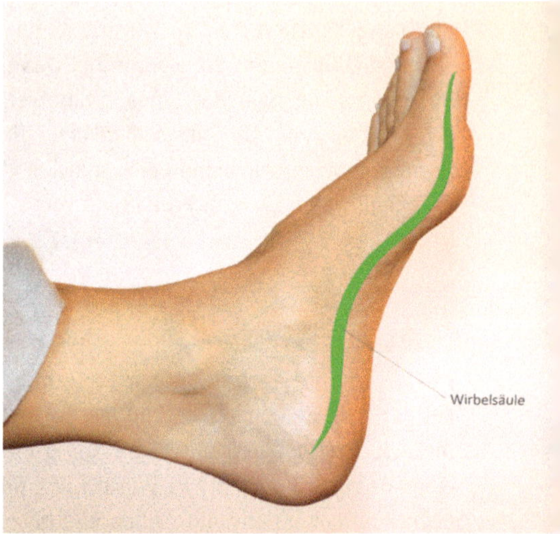

Innenseite des Fußes
Die Zone ist jeweils auf den anderen Fuß übertragbar.

Die Zonenschemata sind sehr vereinfacht dargestellt – es soll Ihnen ein allgemeines Verständnis vermitteln, in welchem Bereich des Fußes sich z. B. das Herz, der Kopf, die Wirbelsäule etc. befinden.

Voraussetzung für die Behandlung von kranken Menschen (Patienten) ist in Deutschland und vielen anderen Ländern ein anerkanntes medizinisch-therapeutisches Berufsbild, z. B. Arzt, Heilpraktiker, Physiotherapeut, Krankenschwester/Pfleger, Altenpfleger, Podologe. Alle, die den nichtärztlichen Heilberufen angehören, arbeiten auf Anweisung eines Arztes oder Heilpraktikers.

Die Reflexzonenarbeit als Therapieform ist komplex. Liebevolle Berührung grenzt sich klar von Therapie ab.

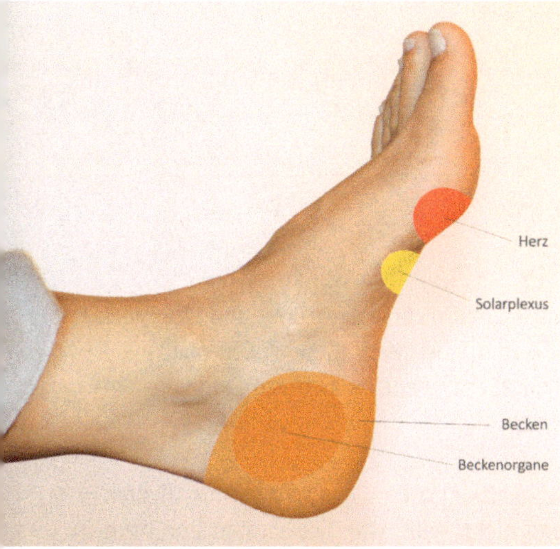

nnenseite des Fußes
)ie Zonen sind jeweils auf den anderen Fuß übertragbar.

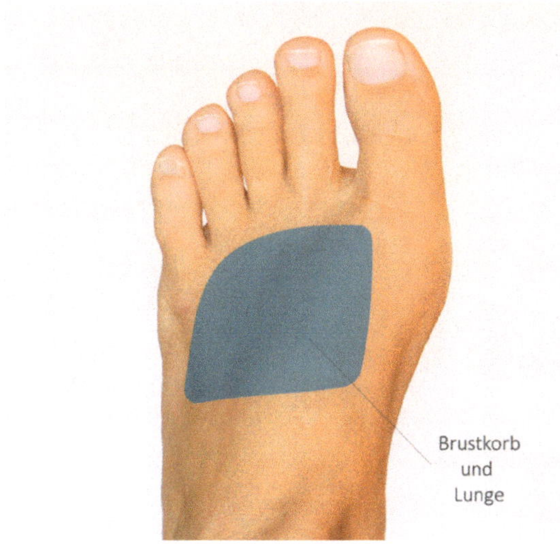

Zone Brustkorb
Die Zone ist jeweils auf den anderen Fuß übertragbar.

WICHTIG

Wir Sterbebegleiter therapieren nicht, sondern begleiten und unterstützen schwer Kranke mit einfachen Berührungen an den Füßen. Das sind die Griffe, die in diesem Buch vorgestellt werden. Die liebevolle Berührung beschränkt sich auf Haltegriffe und unspezifische Streichungen, ohne aktiv in Reflexzonen zu arbeiten. Diese Art der Berührung ist nie schmerzhaft. Deshalb kann es dabei zu keiner Überdosierung mit damit verbundenen Reaktionen beim Patienten kommen. Es ist eine Form des Kontakts und der Zuwendung von Mensch zu Mensch. Die Ausgleichsgriffe, die ich Ihnen im vierten Kapitel vorstellen möchte, sind aus Hanne Marquardts Buch „Reflexzonenarbeit am Fuß“ übernommen. Einige Griffe habe ich leicht verändert oder ergänzt. Manchen habe ich, nach Absprache mit Hanne Marquardt, neue Namen gegeben.

Warum an den Füßen?

Überarbeiteter Text nach Hanne Marquardt

Betreuung von Patienten in der Palliativmedizin

Der Übergang vom Leben zum Tod wird oft ausgegrenzt und tabuisiert. Es verunsichert, macht Angst – und viele Menschen wissen nicht, wie sie damit umgehen sollen – vor allem, wenn es sich um Familienangehörige und nahe Freunde handelt.

Es kann ein Gefühl der Hilflosigkeit entstehen, das schwer auszuhalten ist, da man helfen möchte, und nicht weiß, wie. Die sanften Berührungen an den Füßen können eine Möglichkeit sein, diese Zeit ein wenig zu erleichtern. Auch wenn keine Heilung im herkömmlichen Sinne zu erwarten ist, tut diese Art der nicht invasiven, zwischenmenschlichen Berührung gut. Zudem ist das sanfte Halten der Füße vonseiten der Patienten oft leichter anzunehmen als ein Kontakt an körpernahen Bereichen.

Fachliche Betreuung durch Pflegepersonen

Der Zeitaufwand während der täglichen Pflege beschränkt sich auf wenige Minuten, um den Zustand des Patienten erträglicher zu gestalten. Ausgleichsgriffe wirken stabilisierend auf das Vegetativum und können damit auch die Gemütslage beruhigen. Die Menschen entspannen sich sichtbar. Die ruhig ausgeführten Streichungen der Lemniskate (des Unendlichkeitszeichens, s. Abb. Seite 99) empfinden Menschen im Terminalstadium besonders wirksam.

Die Griffe sind ebenso bei komatösen Patienten angebracht. Über Monitore und auch über die Atmung kann eine deutliche Beruhigung der betroffenen Menschen festgestellt werden.

Betreuung durch nahestehende Menschen

Nach einer kurzen Einführung können Griffe auch von Angehörigen und Freunden, selbst von Kindern, ausgeführt werden. Es ist das „Medikament der Berührung", das beiden Seiten gut tut – und über diese Brücke kann nonverbal Linderung von Leid geschehen, wenn Worte keinen Platz mehr haben.

Allein das freundliche, zugewandte Halten und Streichen der Füße ist wohltuend und es nimmt ein wenig das Gefühl der Hoffnungslosigkeit. Ein duftendes Öl oder eine pflegende Creme wirken dabei unterstützend.

Für die Patienten ist es erleichternd, wenn sie spüren, dass ihnen eine kurze Behandlung der Füße zwar Halt und Unterstützung vermittelt, sie aber, bei aller Trauer und Sorge der Angehörigen, nicht festgehalten werden.

Nach Hanne Marquardt, „Praktisches Lehrbuch der Reflexzonentherapie am Fuß", Haug Verlag, 7. Auflage 2005, Seite 181–182

Die Ausgleichsgriffe an den Füßen sind eine sanfte Möglichkeit, noch etwas tun zu können, wenn es scheinbar nichts mehr gibt, was hilft. Hilflosigkeit ist schwer auszuhalten – die Stunden am Bett werden lang. Die einfachen Griffe habe ich selbst Kindern gezeigt, die am und im Bett ihrer Mutter oder ihres schwer kranken Vaters saßen. Sie haben dies gerne übernommen. So waren sie „mit im Boot".

Wenn ich diesen Kindern dann Jahre später wieder begegne, kommt es vor, dass wir über diese besondere Zeit sprechen. Es zeigt mir, dass der Prozess des Sterbens gemeinsam durchzustehen ist und die „Narben", die zurückbleiben, heilen dürfen.

Liebevolle Berührung und ruhige Präsenz können helfen, die Zeit des Übergangs gemeinsam auszuhalten.

Dies gilt sowohl für den sterbenden Menschen als auch für uns als Begleiter*in. Eine präsente und mitfühlende Haltung macht es leichter, das anzunehmen, was ist.

GESCHICHTE VON CATY UND MAYA

Caty war 40 Jahre alt und Mutter von vier Kindern. Sie hatte zwei Söhne in der Pubertät und die beiden Mädchen, sieben und fünf Jahre alt. Maya war die ältere Tochter. Caty ist vor Jahren an einem Darmtumor erkrankt. Sie wurde mehrmals operiert, einige Zyklen Chemotherapie folgten. Danach ging es ihr wieder gut, und sie konnte für ihre große Familie da sein. Zwei Jahre später traten Krampfanfälle bei Caty auf.

Die Diagnose: Hirnmetastasen.

Ihr wurde mitgeteilt, dass weitere Therapien ihr Leben nicht retten würden und ihre Lebenszeit begrenzt sei.

Caty wünschte sich, wenn möglich, daheim im Kreis ihrer Familie zu bleiben. In dieser Zeit besuchte ich sie regelmäßig. Maya war oft dabei, wenn ich ihre Mutter versorgte und ihre Füße behandelte. Es spielte sich ein, dass sie dann, zum Abschluss, die Füße der Mama mit duftendem Johanniskrautöl einrieb. Manchmal half auch ihre kleine Schwester dabei. Als ich sah, mit welcher Hingabe und Leichtigkeit sie dies taten, zeigte ich ihnen einfache Griffe (u. a. die LEMNISKATE). Mit ihren kleinen Händen strichen sie die liegende Acht auf die Fußsohlen ihrer Mutter. So hatten sie eine Aufgabe und konnten mithelfen. Caty ist zuhause, im Kreis der Familie, verstorben.

Jahre später, Maya war jetzt 14 Jahre alt, lud ich sie, zusammen mit ihrer Freundin, zu einem Fußkurs ein. Als ich den Teilnehmern den Ausgleichsgriff LEMNISKATE zeigte, zögerte ich davon zu sprechen, dass dieser Griff in der Sterbebegleitung oftmals angewendet wird, da er unterstützend bei allen Lebensübergängen wirkt. Ich hatte Bedenken, Maya an das Sterben ihrer Mutter zu erinnern und so alte Wunden aufzureißen. Aber sie regelte dies auf ihre Weise. Stolz verkündete sie: „Diesen Griff kann ich schon, ich habe ihn an den Füßen meiner kranken Mama immer gemacht!"

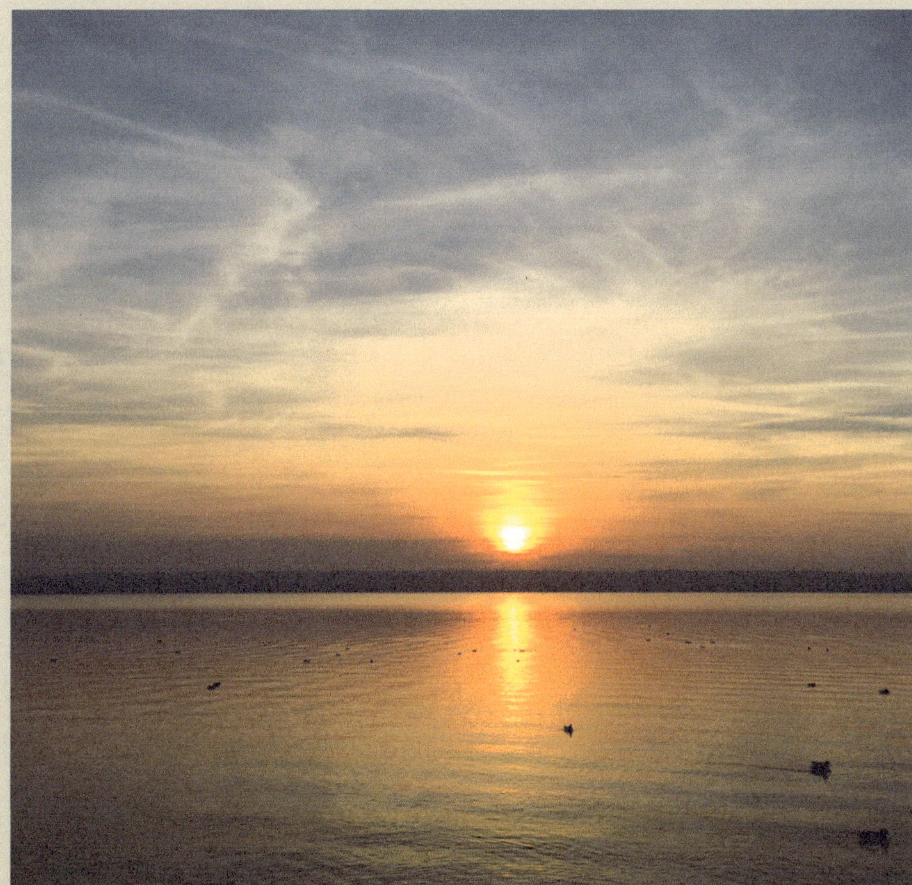

„Wir müssen nicht perfekt sein, wir müssen einfach nur da sein."

Joan Halifax

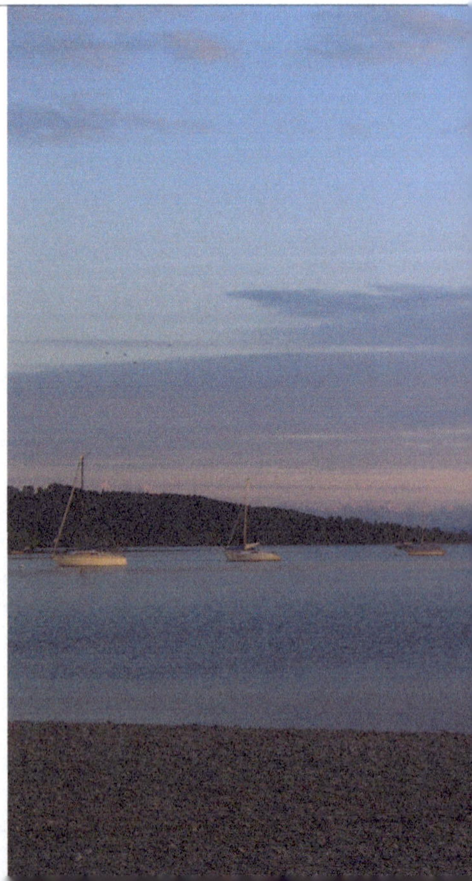

LIEBEVOLLE BERÜHRUNG IN RUHIGER PRÄSENZ

KAPITEL VIER

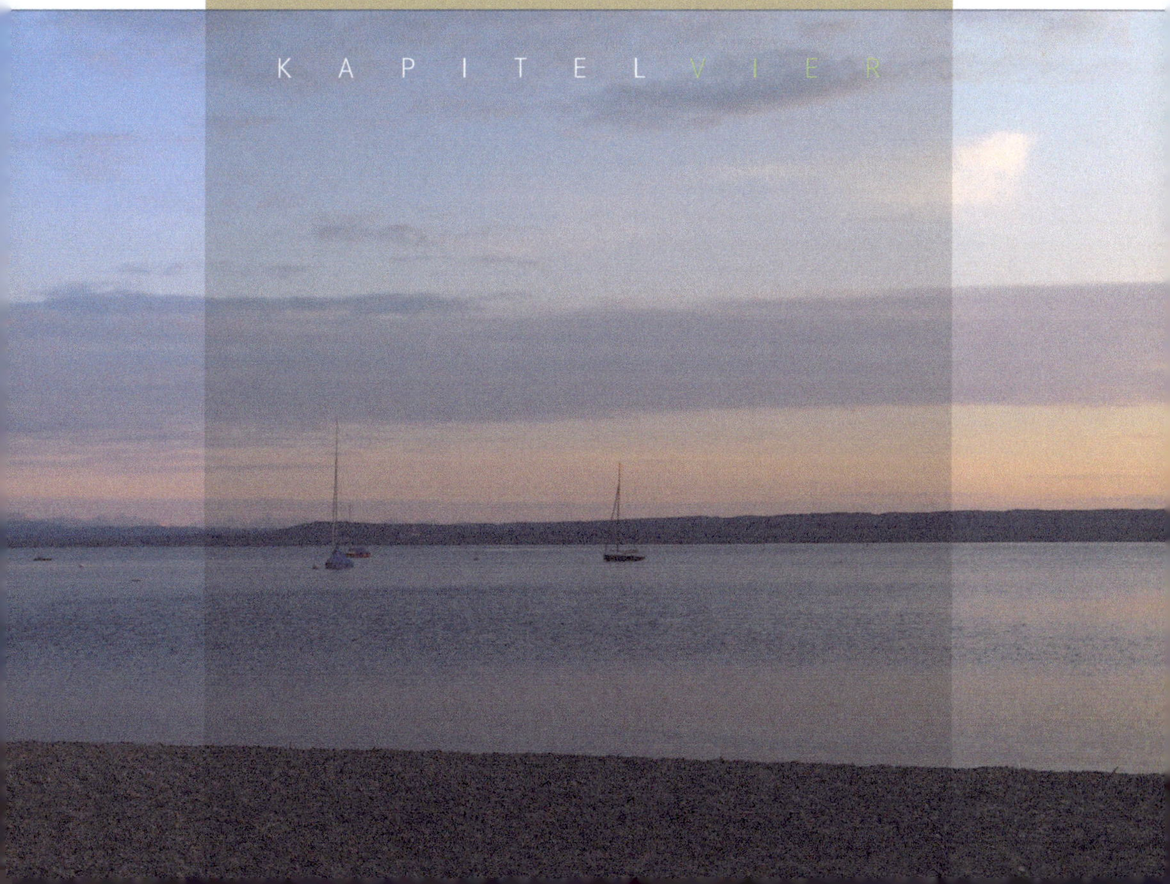

Ausgleichsgriffe 1–16 mit Beschreibung

1 FERSEN HALTEN

Wirkung des Griffes

Der Griff wirkt unterstützend und beruhigend – hilft anzunehmen und kann einen Raum von Vertrauen öffnen für das, was ist. Dieser Griff eignet sich gut als Einstieg in eine Behandlung, denn er gibt vom Becken her (= Ferse) Halt.

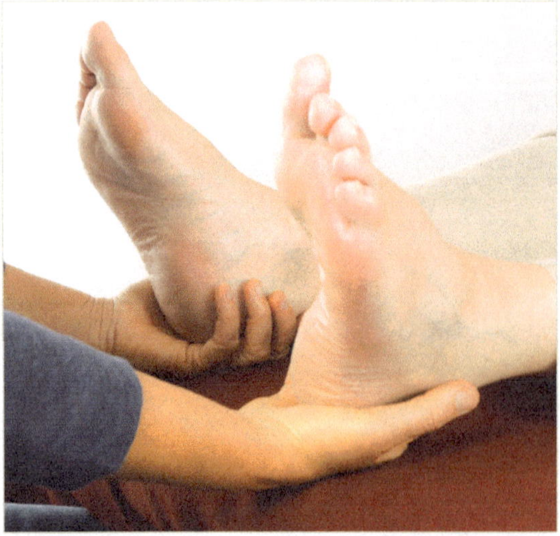

Fersen halten

Beschreibung

Die Hände werden seitlich von außen, vorbei an den Knöcheln, mit einer fließenden Bewegung hinab unter die Fersen geschoben. Die Fersen liegen jetzt entspannt und schwer in den Handtellern. Kann der Mensch, der berührt wird, nicht loslassen und seine Füße „schweben" scheinbar in der Luft, so hilft es ihm, seine Aufmerksamkeit auf den Atem zu lenken und tief in den Bauch zu atmen. Die Füße dürfen schwer werden und können sich den Händen anvertrauen. Dabei ist die eigene Präsenz und guter Bodenkontakt für den Gebenden wichtig, um dem Gegenüber Stütze bieten zu können.

Haltung des Begleiters

Ich bin da, gut geerdet, ruhig und offen.

2 STABILISIERUNGSGRIFF

Wirkung des Griffes

Dieser Griff stützt, richtet auf und gibt Halt. Hilft, Schweres auszuhalten, wirkt tröstend und stabilisierend.

Beschreibung

Die Ferse ruht im Handteller der einen Hand, die andere berührt die Herzzone. Sie kann die Zone Solarplexus einbeziehen und leicht die Zone des Schultergürtels an der Fußsohle mit dem Handballen stützen.

Haltung des Begleiters

Die Wirbelsäule ist aufgerichtet, der Atem fließt in ruhigem Rhythmus. Die Füße haben guten Bodenkontakt. Mit meiner Präsenz und wacher Aufmerksamkeit bin ich bei meinem Gegenüber und gleichzeitig bei mir.

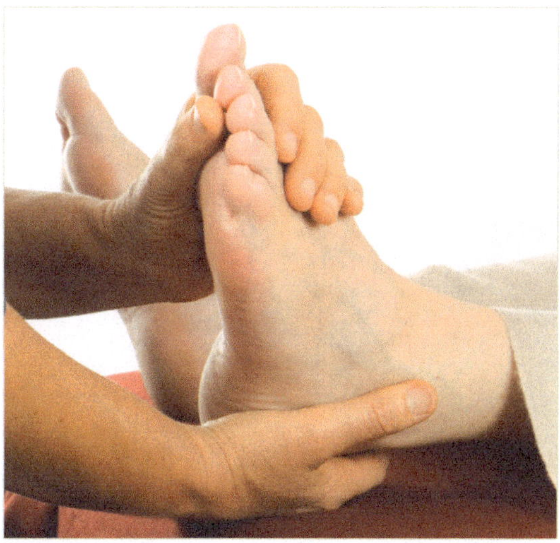

Stabilisierungsgriff

3 BASIS STÄRKEN

Wirkung des Griffes

Er wirkt beruhigend, erdend und kann ein Gefühl von Vertrauen und „Getragen-Sein" vermitteln. Der Griff eignet sich auch gut für belastete Helfer!

Er gibt „Boden unter den Füßen".

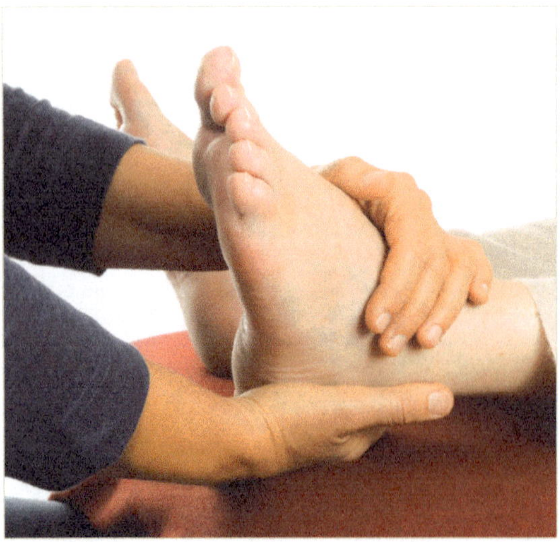

Basis stärken

Beschreibung

Eine Hand umschließt sanft die Ferse. Sie ruht dabei im Handteller. Die andere schmiegt sich leicht über dem Fußgelenk an.

Mit diesem Griff wird die „energetische Mitte" (= Hara, Kath-Zentrum) des Menschen ca. drei Querfinger unterhalb des Nabels, umschlossen und gehalten.

Haltung des Begleiters

Meine Füße stehen fest auf dem Boden. Ich lenke meinen Atem in meinen Unterbauch und atme ruhig und regelmäßig. Meine Wirbelsäule ist aufgerichtet. Ich bin in meiner Kraft.

Ruhe darf sich ausbreiten.

4 SANFTE VARIANTE DES GRIFFES BASIS STÄRKEN

Wirkung des Griffes

Der Mensch fühlt sich sanft gehalten. Der Griff wirkt schützend, umhüllend und beruhigend - ist wie ein kleines Nest. Er vermittelt Sicherheit, nicht allein zu sein in der Not.

Beschreibung

Beide Hände umschließen behutsam Innen- und Außenknöchel. Sie geben somit Halt. Der Griff wird abwechselnd an beiden Füßen angewandt. Lassen Sie sich dabei Zeit.

Haltung des Begleiters

Ich bin für dich da, mitfühlend, ruhig und präsent. Dabei atme ich in den Bauch, die Wirbelsäule ist aufgerichtet, die Füße haben guten Bodenkontakt.

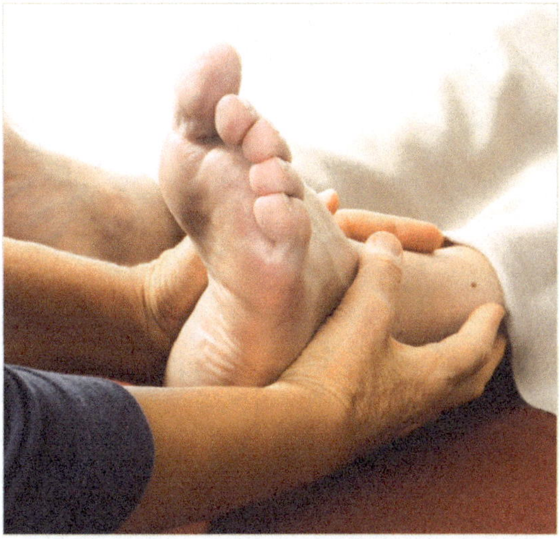

Sanfte Variante des Griffes BASIS STÄRKEN

5 HERZ BERÜHREN

Wirkung des Griffes

Er lässt ein Gefühl von Geborgenheit, Schutz und Trost entstehen. Die Herzzone wird berührt und hilft, sich einzulassen auf das, was ist.

Beschreibung

Die Handteller liegen leicht gewölbt und ohne Druck sanft über den Großzehenballen (= Herzzone). Die Fußballen schmiegen sich in unsere Handteller.

Haltung des Begleiters

Es ist mir bewusst, dass ich mit diesem Griff einem anderen Menschen sehr nahe bin und auf eine Weise ihr/sein Herz berühren darf. Es ist etwas Besonderes, das mich demütig und dankbar werden lässt.

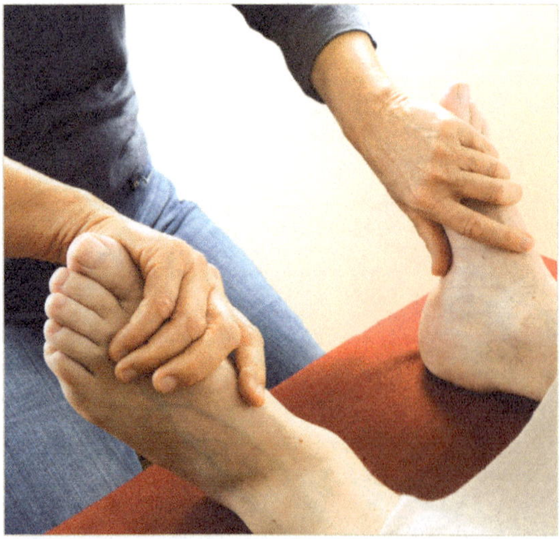

Herz berühren

6 HERZ BERÜHREN – MIT NIERENZONE

Wirkung des Griffes

Der Griff lässt ein Gefühl von Geborgenheit und Trost entstehen. Mit dem Einbeziehen der Nierenzone kommt zusätzlich der Aspekt des Loslassens, auch von Angst, mit dazu. Vertrauen darf sich ausbreiten.

Beschreibung

Die Handteller liegen leicht über den Großzehenballen (Herzzone). Gleichzeitig wird die Nierenzone mit einbezogen, indem der Daumen ruhig und ohne Druck auszuüben dort ruht. Dieser Griff kann über mehrere Minuten gehalten werden und wird an beiden Füßen gleichzeitig angewandt.

Haltung des Begleiters

Ruhige, präsente, konzentrierte Anwesenheit. Dabei atme ich gleichmäßig in den Bauch.

Es ist, wie es ist.

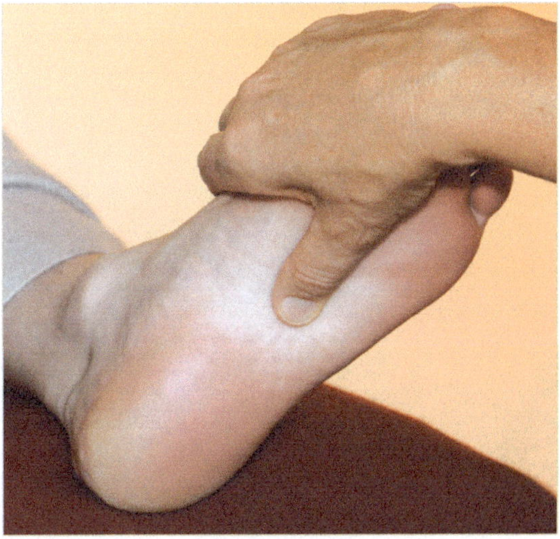

Herz berühren – mit Nierenzone

7 DA-SEIN GRIFF

Wirkung des Griffes

Dieser Griff beruhigt bei nervöser Unruhe und hilft auszuhalten, anzunehmen.

Er unterstützt bei Schlafproblemen.

Beschreibung

Wie bei HERZ BERÜHREN, aber zusätzlich gibt der Daumen einen leichten, sedierenden (beruhigenden) Impuls an dieser Stelle, die dem Sonnengeflecht (Solarplexus) zugeordnet ist. Der Griff wird über zwei bis drei Minuten gehalten und an beiden Füßen gleichzeitig ausgeführt.

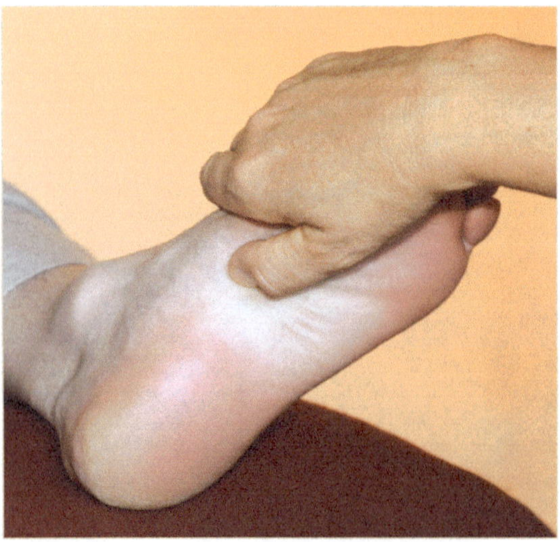

Da-Sein Griff

Haltung des Begleiters

Dabei überprüfe ich innerlich mein „Dasein“, meine präsente Haltung. Es ist hilfreich, ruhig und gleichmäßig in den Bauch zu atmen.

Nur wenn ich selber ruhig bin, kann ich Ruhe vermitteln.

8 RÜCKEN STÜTZEN

Wirkung des Griffes

Der Rücken (die Fußsohle ist dem ganzen Rücken zugeordnet) wird aufgerichtet und gestützt. Er vermittelt das Gefühl, nicht allein zu sein und hilft anzunehmen.

Hilfreich ist gleichmäßiges, ruhiges Atmen und guter Bodenkontakt.

„Ich helfe dir, deine Last zu tragen, abnehmen kann ich sie dir nicht."

Beschreibung

Der ganze Handrücken nimmt sanft, von oben nach unten streichend, Kontakt mit der Fußsohle auf. Leicht stützend wird die Berührung gehalten. Dabei darf sich der Fuß etwas aufrichten. Der Griff kann an beiden Füßen gleichzeitig angewendet und über ein bis zwei Minuten gehalten werden. Wird es zu anstrengend, lösen Sie ihn, nach unten ausstreichend, auf.

Haltung des Begleiters

Mit dem zu sein, was ist, ohne zu bewerten, abzulehnen oder zu zweifeln. Es ist so, wie es ist. Und ich bin einfach da und lasse dich in deiner Not nicht allein.

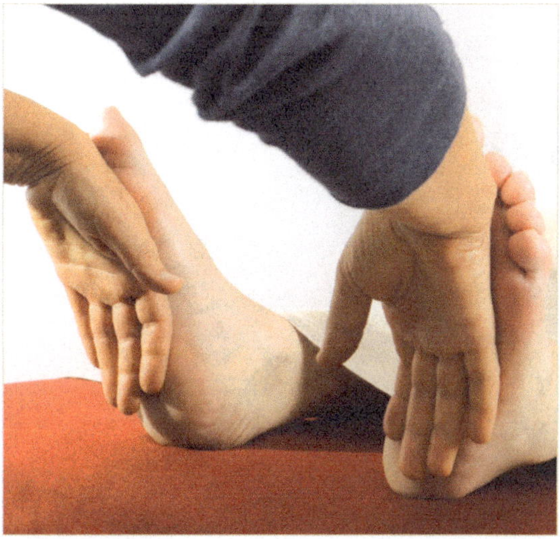

Rücken stützen

9 HALT GEBEN

Wirkung des Griffes

Er gibt Halt, beruhigt und vermittelt ein Gefühl von Unterstützung. Der ganze Mensch wird aufgerichtet, muss seine Last nicht allein tragen – und darf sich helfen lassen. Der flächige Kontakt des Handrückens mit der Fußsohle vermittelt Sicherheit.

Auch dieser Griff eignet sich gut für belastete und überforderte Angehörige.

Beschreibung

Eine Hand fasst unter die Ferse. Sie darf mit ihrem ganzen Gewicht im Handteller ruhen. Die andere Hand schmiegt sich an die Fußsohle und gibt unterstützend Halt. Dabei kann der Fuß leicht aufrichtet werden.

Haltung des Begleiters

Ich unterstütze den Menschen und gebe ihm Halt. Mit meiner Aufmerksamkeit bin ich sowohl bei ihm als auch bei mir. Es ist das, was es jetzt zu tun gibt.

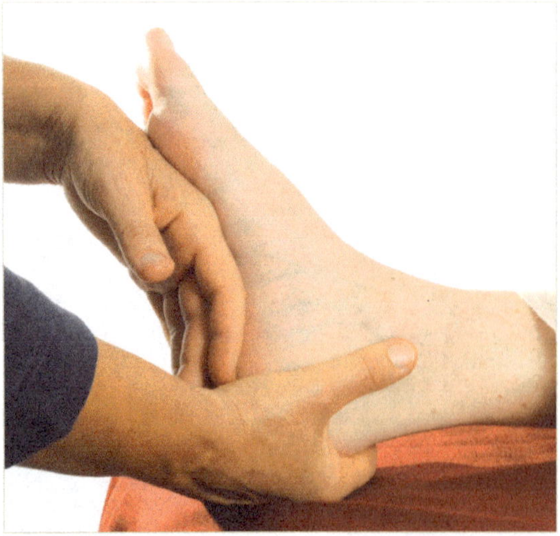

Halt geben

10 WELLENGRIFF

Wirkung des Griffes

Schafft Raum im Brustkorb und unterstützt bei Atembeschwerden, Beklemmungen und psychischer Not. Der Griff kann helfen, Anspannung, auch im seelischen Bereich, zu lösen. Er eignet sich ebenso für überforderte Angehörige, die viel Verantwortung tragen.

Hilft Verspannungen im Schulter-Nackenbereich zu lockern.

Beschreibung

Mit sanften wellenförmigen Griffen werden die einzelnen Zehengrundgelenke (=Zehenballen) nacheinander mit dem einen Daumen (siehe Foto) in Richtung Fußrücken bewegt, während die auf dem Fußrücken liegenden Finger das danebenliegende Gelenk zeitgleich in Richtung Fußsohle schieben. So wandern Ihre Hände über die Grundgelenke. Wiederholen Sie diese Bewegung auch in der Gegenrichtung. Sie können sich dabei eine Welle vorstellen, die quer durch den Vorfuß, der Reflexzone des Schultergürtels, verläuft (siehe Grafik). Auf diese Weise werden alle Zehengrundgelenke in beiden Richtungen im Wechsel bewegt, von der Innenseite des Fußes beginnend nach außen und wieder zurück. Die Bewegung ist fließend, weich und rhythmisch.

Haltung des Begleiters

Ich lenke bewusst den eigenen Atem in den Brustraum und atme tief und regelmäßig. Es braucht vielleicht einige Übung, diesen Griff entspannt anzuwenden. Aber es lohnt sich. Der Griff hat eine lösende Wirkung, die auch Gebende erfahren dürfen.

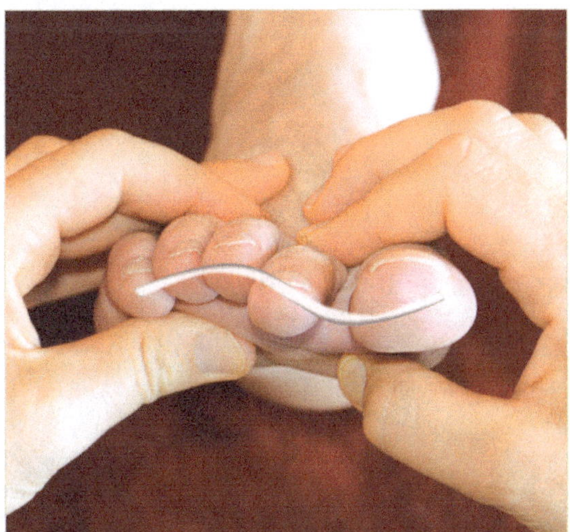

Wellengriff

11 SANFTE UMARMUNG

Wirkung des Griffes
„Wie eine sanfte Umarmung" – der Mensch wird ganzheitlich (mit Körper, Seele und Geist) gehalten und berührt.

Dieser Griff hilft anzunehmen und er kann Nähe und Trost vermitteln, wenn der Schmerz übermächtig scheint. Hilft Verwundbarkeit aushalten.

„Du bist nicht allein."

Beschreibung
Der Vorfuß wird sanft mit beiden Händen in den Reflexzonen des Brustkorbes gehalten – wirkt auch auf emotionaler Ebene. Dabei bleiben die Zehen frei, um den Menschen in den Kopfzonen (Zehen) nicht einzuengen (siehe Grafik Seite 78).

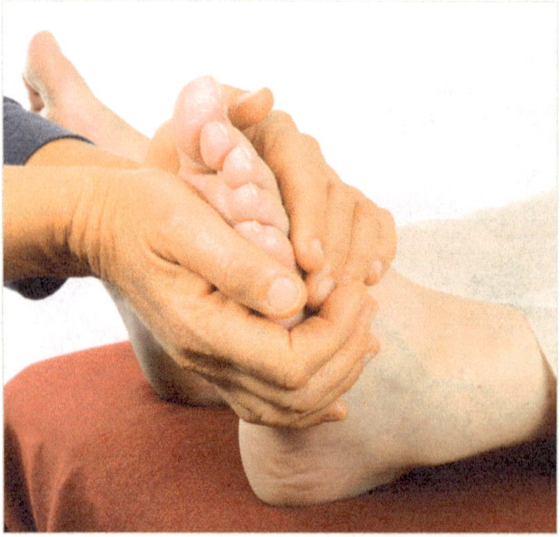

Sanfte Umarmung

Haltung des Begleiters
Es ist wie eine sanfte, zugewandte Umarmung, die nicht festhält. Ich bin im Moment ganz für den anderen Menschen da.

Stille darf sich ausbreiten.

12 STILLES FLIESSEN

Wirkung des Griffes

Bei Angst, Unsicherheit, Alles-in-Frage-Stellen wirkt der fließende Griff ausgleichend und beruhigend. Er unterstützt in schweren Zeiten und hilft, Lebensprozesse auf allen Ebenen aus der Stagnation zu lösen.

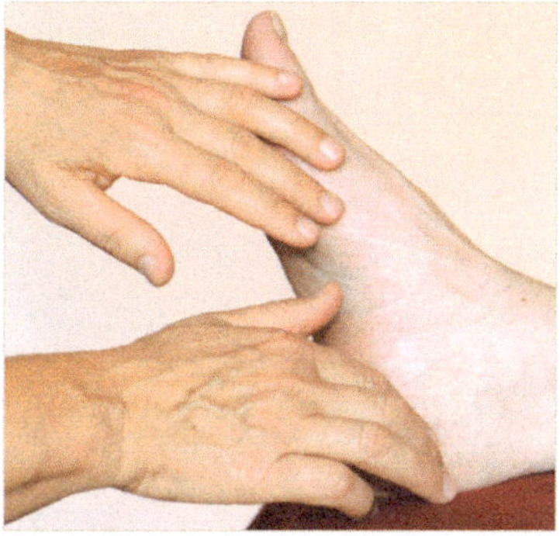

Stilles Fließen 1

Beschreibung

Mit den Fingerbeeren des Zeige- und des Mittelfingers wird sanft der Verlauf der Zone der Wirbelsäule (Grafik Innenseite des Fußes) von oben nach unten gestrichen. Dabei wird abwechselnd mit beiden Händen ein Fuß berührt. Die Berührung ist ein ständiges Fließen, beginnend an der Großzehe und endend an der inneren Ferse.

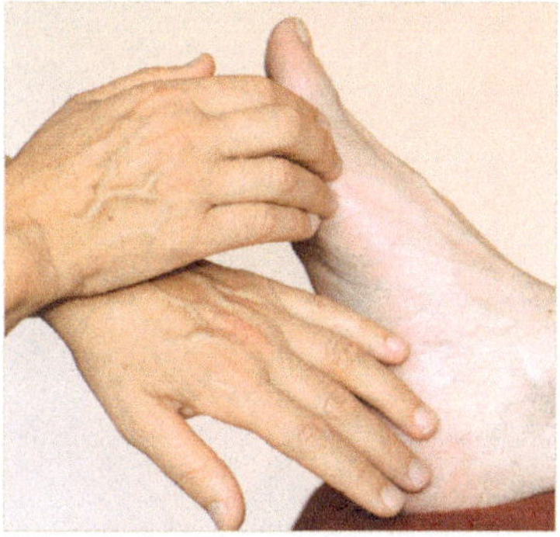

Stilles Fließen 2

Bevor die eine Hand Richtung Knöchel streicht und dann den Kontakt löst, beginnt die andere Hand wieder oben an der Großzehe mit der Streichung. Dabei überkreuzen sich die Hände. So wird ein ständiger Kontakt erhalten.

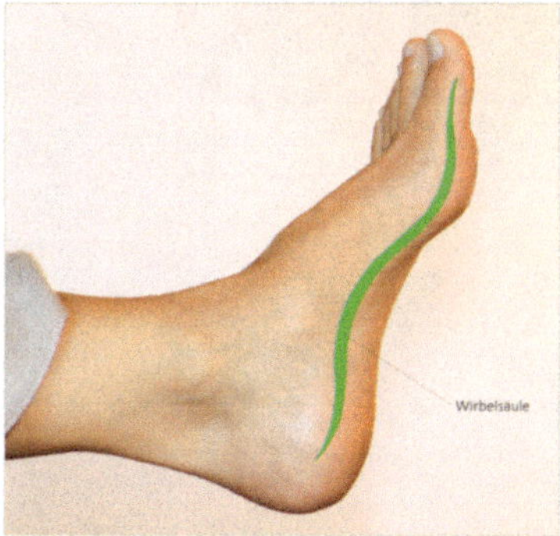

Innenseite des Fußes

Haltung des Begleiters

Mein Atem fließt frei und gleichmäßig im Rhythmus der Streichungen. Der Griff lädt die Stille ein und kann einen Raum von Akzeptanz und Vertrauen öffnen.

13 IN KONTAKT SEIN

Wirkung des Griffes
Wirkt ausgleichend und kann einen stillen Raum öffnen. Gibt das Gefühl, nicht allein zu sein und stellt Verbindung her.

Ist wie ein Segen.

Beschreibung
Mit den Fingerkuppen werden die Zehenspitzen des liegenden Menschen leicht berührt.

Es ist ein feiner Kontakt, ohne Druck.

Die Berührung wird mehrere Minuten gehalten und gelöst, wenn Sie es intuitiv spüren. Manchmal ist es passend, die Behandlung mit diesem Griff abzuschließen und dann den Kontakt sanft zu lösen.

Haltung des Begleiters
Ich bin konzentriert, präsent, atme ruhig und gleichmäßig, spüre den Kontakt zum Boden und meine eigene innere und äußere Aufrichtung. Stille darf sich ausbreiten. Ich achte gut darauf, wie sich der Patient bei diesem Berührungskontakt fühlt. Ich bin bei dem kranken Menschen und stelle mich zur Verfügung.

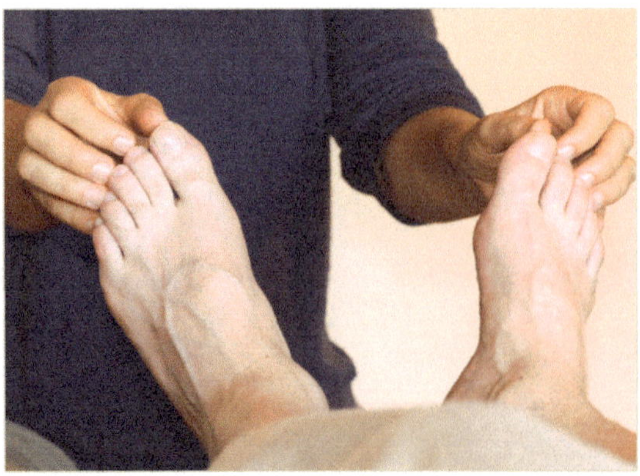

In Kontakt sein

14 LEMNISKATE, DAS UNENDLICHKEITSZEICHEN

Wirkung des Griffes
Hilft bei Übergängen, hilft auszuhalten und loszulassen, wenn es schwer ist - und schafft einen Raum von Vertrauen

Beschreibung
Der sanfte, beidseits durchgeführte Griff an den Fußsohlen hat seinen besonderen Platz in der Sterbebegleitung, wenn Menschen den Schritt von der Endlichkeit des irdischen Lebens in die Unendlichkeit gehen.

Es wird mit dem Griff RÜCKEN STÜTZEN (siehe Beschreibung Seite 93) begonnen. Der ganze Handrücken nimmt Kontakt mit der Fußsohle auf. Dies schenkt Zeit, bei sich selber anzukommen, sich zu sammeln, Ruhe und innere Aufrichtung wahrzunehmen. Es ist die Vorbereitung für die Lemniskate.

Durch eine minimale Rotation der Hand weisen die Fingerkuppen leicht zur Mitte, der Kontakt zum Fuß bleibt bestehen.

Jetzt wird behutsam mit dem ganzen Handrücken, diagonal über die Fußmitte, eine liegende Acht auf beide Fußsohlen gestrichen (siehe Grafik). Je nach Intensität richtet sich der Fuß dabei leicht auf.

Der Schnittpunkt liegt etwa in der Mitte der Fußsohle (Nierenzone). In der Sterbebegleitung empfiehlt es sich, die LEMNISKATE sehr langsam und ruhig anzuwenden.

Haltung des Begleiters
Ich bin ruhig, konzentriert und gut geerdet. Der Atem verbindet sich wie von selbst mit dem langsamen Rhythmus der Streichungen. Dabei schwinge ich selber im Vor- und Rückwärtsbewegen sanft mit.

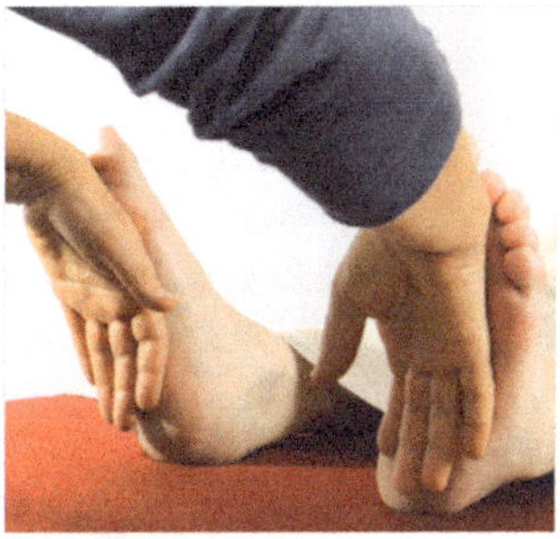
Rücken stützen

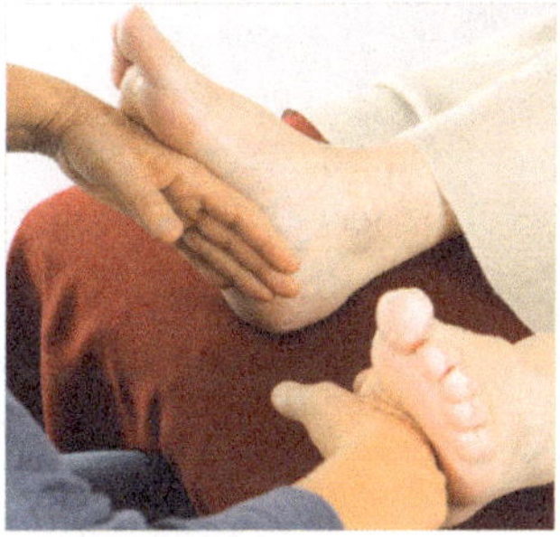
Ausgangsposition der Lemniskate

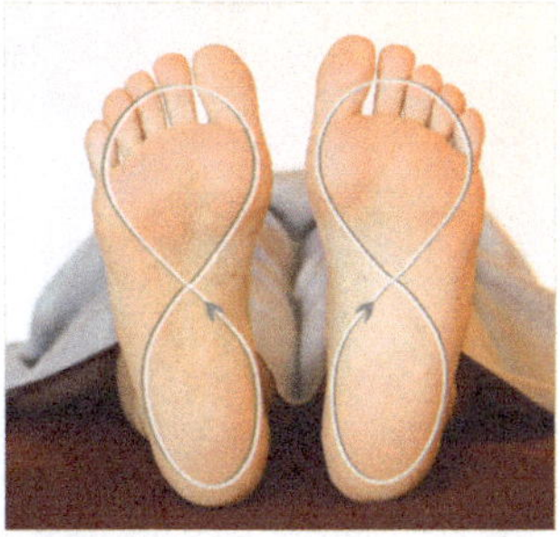
Lemniskate

15 VARIANTEN DER LEMNISKATE

Wirkung des Griffes
Diese fließenden Streichungen wirken ausgleichend. Sie helfen, anzunehmen und im Jetzt anzukommen.

Beschreibung
Mit den Daumen wird sanft die Acht auf die Fußsohle gestrichen (siehe Grafiken a, b,c). Die Größe der Acht kann variieren oder sich fließend verändern. Es ist hilfreich, wenn die Handfläche sich dabei über die Herzzone (Großzehenballen) schmiegt und Halt gibt.

Dieser Griff kann mit beiden Händen gleichzeitig angewendet werden.

Haltung des Begleiters
Laden Sie die Intuition ein. Spüren Sie, was sich gut anfühlt. Die Übergänge von kleiner zu größerer Lemniskate dürfen fließend sein. Gleichzeitig sind Sie verbunden mit Ihrem Atem, den Sie in den Bauch lenken. Ihre Füße stehen fest am Boden.

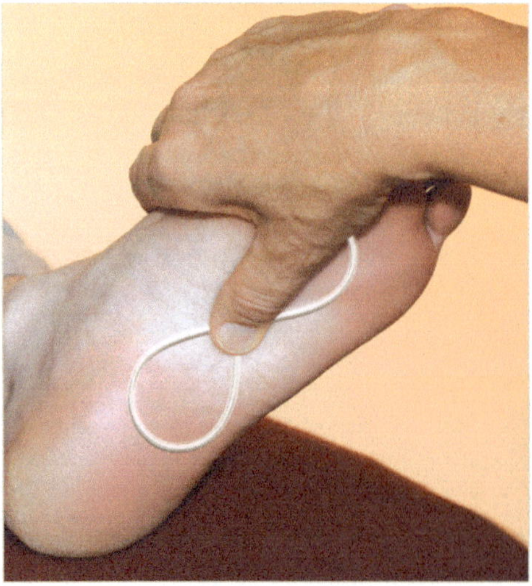

Varianten der Lemniskate

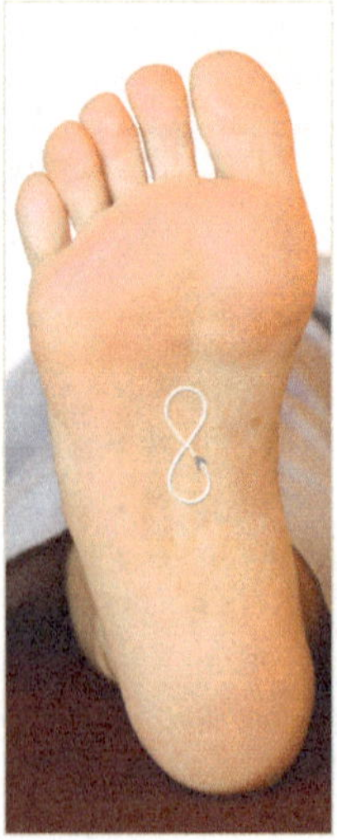

a. Lemniskate über Nierenzone

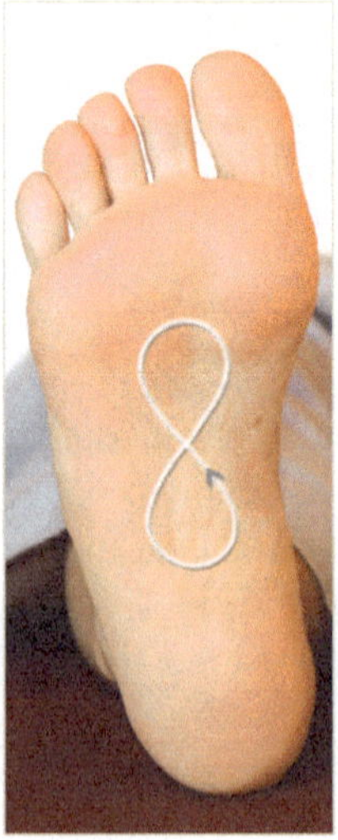

b. Lemniskate

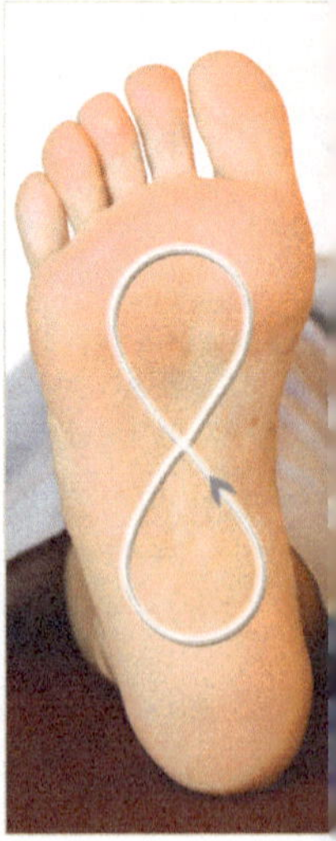

c. Lemniskate

16 KLEINE LEMNISKATE

Wirkung des Griffes

Diese Berührung führt sowohl den Menschen, der berührt wird, als auch den Begleiter in die Stille und lässt ihn das aushalten, was ist.

Wenn Gedanken übermächtig werden, wirkt dieser Griff regulierend und beruhigt. Er verbindet die rechte mit der linken Gehirnhälfte und kann in Kombination mit „in Kontakt sein“ angewendet werden.

Beschreibung

Beide Füße werden zusammengeführt und mit einer Hand gehalten. Dabei berühren sich die beiden Großzehen. Die zweite Hand wird leicht von der anderen Seite darüber gelegt. Beide Füße erfahren so eine sanfte Hülle.

Haltung des Begleiters

Der Daumen der zweiten Hand streicht nun langsam, gleichmäßig und ohne Druck eine kleine liegende Acht auf die Zehenkuppen der beiden Großzehen (= Reflexzone des Kopfes von oben, siehe Grafik).

Ruhige, konzentrierte Präsenz.

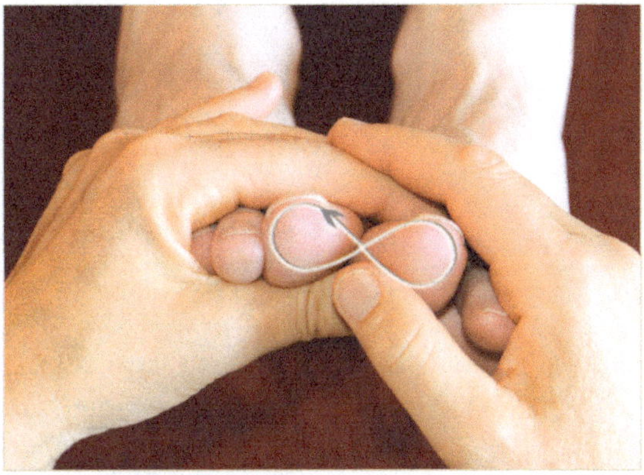

Kleine Lemniskate

WICHTIG

Die Ausgleichsgriffe sind zeitlich so variabel einzusetzen, wie es die jeweilige Situation erfordert und ermöglicht. Manchmal ein paar Minuten, manchmal deutlich länger. Da sie in Ruhe und innerer Gelassenheit ausgeführt werden, können sie gut miteinander kombiniert werden, sodass sie fließend ineinander übergehen.

Und denken Sie daran: Oft ist weniger mehr!

Es ist auch möglich, zwischen den Griffen eine Pause zu machen und einfach still bei dem kranken Menschen zu sitzen, mit oder ohne direkten Kontakt. Spüren Sie, wie es sich für Sie richtig anfühlt. Wenn Sie danach erneut einen Griff anwenden möchten, beginnen Sie sehr behutsam.

Das Wichtigste ist die Erfahrung, dass die Menschen durch die Berührung miteinander verbunden sind und so der Abschied für alle erleichtert werden kann.

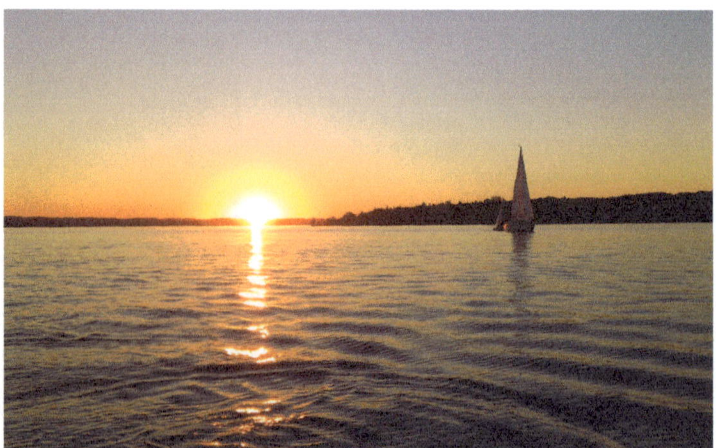

Was ist liebevolle Berührung in ruhiger Präsenz?

Warum uns Berührungen guttun

Gegenseitiges Spüren ist lebenswichtig – nicht nur für den Körper, auch für Seele und Geist. Selbst kurze Berührungssequenzen können positiv wirken. Es gibt ein Bedürfnis nach Berührung und Nähe – und das zu Recht, sagte schon Paracelsus, ein Arzt im Mittelalter: „Berührung ist die wichtigste Arzeney für den Menschen."

Erfahren Kinder zu wenig von ihr, kann es zu Entwicklungsstörungen und Verhaltensauffälligkeiten kommen. Auch im Erwachsenenalter tut Berührung gut. Selbst kleine Berührungen im Alltag, kaum wahrgenommen, wie das kurze Halten der Hand oder eine leichte Berührung des Arms oder der Schulter können eine enorme Wirkung haben – und mehr noch, wenn dies bewusst geschieht. Bemerkenswert ist, dass es wohltut, berührt zu werden, es tut aber auch den Helfern gut, in Ruhe und präsenter Haltung zu berühren. Denn es ist eine authentische Begegnung.

> *„Menschlichkeit macht uns wirklich."*
>
> Thomas Merton

Vor Jahren hielt Marina Kojer, Ärztin und Pionierin für palliative Geriatrie, einen Workshop für Hospizhelfer. Sie wollte uns spüren lassen, wie sich unachtsame Berührung anfühlt: Den Kursteilnehmern wurden für diese Übung die Augen verbunden. In einer kurzen, angeleiteten Fantasiereise führte sie uns einige Jahrzehnte in die Zukunft. Dabei sollten wir uns vorstellen, ein betagter, bedürftiger, vielleicht demenzkranker Mensch zu sein.

Dann gingen Assistentinnen von Teilnehmer zu Teilnehmer und berührten, die Hände in Gummihandschuhen, lieblos, fast grob, unsere Gesichter, unsere Hände, unsere Schultern. Der Kontakt war achtlos, flüchtig – und wortlos. Das fühlte sich bedrohlich an, fast erschütternd. Verstärkt wurde der Eindruck dadurch, dass der Kontakt, bedingt durch die Augenbinde, überraschend passierte.

Es war für mich eine eindrückliche Erfahrung, die ich nicht vergessen werde. So soll es nicht sein.

Es geht auch anders! Zahllose Berichte belegen, wie bedeutsam Berührung für den Menschen ist. Besonders in der Betreuung älterer Menschen, sei es daheim oder im Altenheim, blühen diese geradezu auf, wenn sie Zuwendung und liebevolle Berührung erleben. Im Kontakt mit Menschen, die im fortgeschrittenen Stadium einer Demenz leben, ist dies oft die einzige Möglichkeit, sie noch zu erreichen.

Auf biologischer Ebene ist der Mensch so veranlagt, dass er Berührungen als angenehm empfindet. Sie bringen Nähe – der Mensch fühlt sich wertgeschätzt und geliebt.

Bei liebevoller Berührung werden die Botenstoffe Oxytocin und Dopamin ausgeschüttet, sie werden im Volksmund auch als „Glückshormone“ bezeichnet. Sie docken an Rezeptoren im Gehirn an und bewirken eine Reihe positiver Effekte. Diese fördern das allgemeine Wohlbefinden, wirken beruhigend und können Ängste lösen.

Berührung ist etwas Normales, und auch die Pflegenden denken oft nicht darüber nach, was es bedeutet, einen Menschen berühren zu dürfen. Man tut, was zu tun ist, und das meist unter Zeitdruck. Berührung in einer präsenten Haltung ist anders. Das möchte ich Ihnen vermitteln, Sie spüren lassen. Es dauert gar nicht länger – und es wird auch Sie, die Sie sich um Menschen kümmern, zufrieden machen.

Liebevolle Berührung ist eine behutsame Art des Kontakts, ergänzt durch feine, ruhig ausgeführte Streichungen. Ich möchte mich in diesem Buch auf die Anwendung an den Füßen beschränken. Diese Art der Berührung kann jedoch unspezifisch auf andere Körperbereiche übertragen oder in die alltägliche Pflegetätigkeit integriert werden, z. B. bei der Körperpflege.

Liebevolle Berührung in der letzten Lebenszeit

Schwerstkranke und sterbende Menschen müssen sich uns, in ihrer absoluten Hilflosigkeit, ganz überlassen. Mitgefühl und das Gespür für den Augenblick unterstützen uns Helfer, angemessen zu handeln.

Wenn wir uns um sterbende Menschen kümmern und es scheinbar nichts mehr gibt, was hilft, kann liebevolle Berührung eine Möglichkeit sein, dem bedürftigen Menschen zu vermitteln, dass er nicht allein ist in seiner Not.

Liebevolle Berührung ist

- ruhig,
- schlicht,
- präsent,
- mitfühlend,
- achtsam,
- zieloffen,
- empathisch,
- liebevoll zugewandt.

Es ist eine Berührung, die sich selbst genügt, ohne ein Behandlungsziel oder eine Absicht zu haben. Und sie tut jedem Menschen gut, auch Gesunden!

Vielleicht üben Sie zunächst einmal in Ihrem Freundes- oder Familienkreis. Auch Kinder lieben diese Behandlung sehr. Wenn Sie sich dann sicherer fühlen, praktizieren Sie diese Art der Zuwendung auch an schwerkranken Patienten, an Menschen, die von einer Demenz betroffen sind – und an Sterbenden.

Liebevolle Berührung in ruhiger Präsenz

- schafft Kontakt zum anderen und zu uns selbst,
- ist Verbundenheit, Nähe und Trost,
- vermittelt das Gefühl von Vertrauen,

- wirkt beruhigend und ist zutiefst wohltuend,
- kann dadurch Schmerzen und Ängste vermindern,
- wirkt heilsam,
- tut auch dem Gebenden gut.

„Das Geschenk der Berührung ist die älteste Form des Heilens!"
Frank Ostaseski

Liebevolle Berührung vermittelt Sicherheit, nicht allein zu sein im Leid. Sie kann Unterstützung bedeuten, auch wenn das Ziel, auf das sich der Mensch zubewegt, sein Sterben sein wird.

Berührung ist einfach und selbstverständlich. Denken Sie ans Händeschütteln. Was ich Ihnen vermitteln möchte, ist der kleine Unterschied, wenn Sie dies in einer präsenten Haltung tun. Es dauert nicht länger!

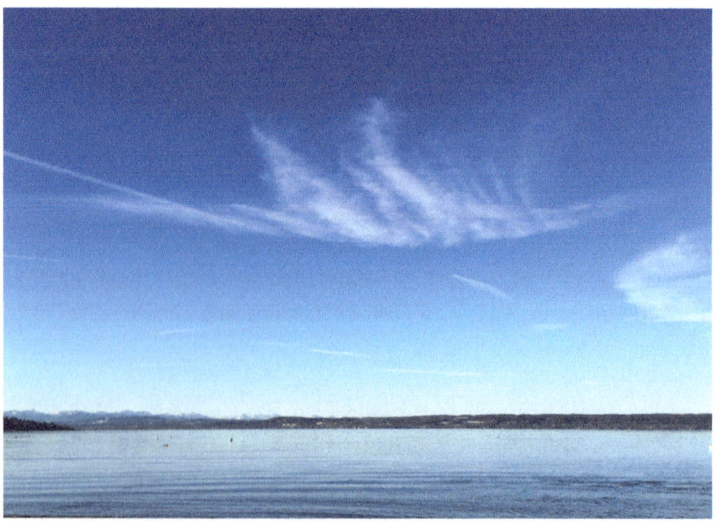

Ich möchte Sie zu einer kleinen Übung einladen.

ÜBUNG Hand reichen

Machen Sie einmal einen Versuch und reichen Sie Ihre Hand in einer präsenten Haltung Ihrem Gegenüber. Das kann eine Kollegin sein, Ihr/Ihre Partner*in oder eine Freundin. Schweigen Sie während der Übung. Wenn Sie möchten, können Sie dabei die Augen schließen.

- Beginnen Sie bei sich selbst. Spüren Sie Ihren Atem, das Ein- und Ausatmen.
- Nehmen Sie über Ihre Füße den Kontakt zum Boden wahr. Den Kontakt zur Unterlage, zum Stuhl, auf dem Sie sitzen.
- Spüren Sie Ihre aufgerichtete Wirbelsäule, Ihren weichen Bauch, die entspannten Schultern.
- Nehmen Sie jetzt ein paar tiefere Atemzüge.
- Spüren Sie, wie Sie sich in Ihrem Körper fühlen. Seien Sie ganz bei sich.
- Sie wissen, dass Sie gleich einen anderen Menschen berühren werden.
- Gehen Sie mit Ihrer Aufmerksamkeit zuerst in Ihre rechte oder linke Hand.

¬ Nehmen Sie einen tiefen Atemzug in den Bauch.

¬ Wenn Sie mögen, öffnen Sie die Augen.

¬ Jetzt bieten Sie Ihre Hand zum Kontakt an.

¬ Nehmen Sie Kontakt auf.

¬ Spüren Sie jetzt, wie sich die Hand Ihres Gegenübers anfühlt, ob sie warm oder kühl ist, trocken oder leicht feucht. Ist es ein fester oder eher zögerlicher, zurückhaltender Griff?

¬ Nehmen Sie einfach nur wahr, bewerten Sie nicht.

¬ Spüren Sie, wie es Ihnen dabei geht. Wie erleben Sie die Berührung? Tauchen Gedanken oder Gefühle auf, Erinnerungen …?

¬ Halten Sie die Berührung etwas länger als gewöhnlich aufrecht.

¬ Lassen Sie sich Zeit.

¬ Achten Sie gleichzeitig auf Ihren Atem, Ihren Körper, den Kontakt zum Boden.

¬ Wie geht es Ihnen? Sind Sie entspannt? Oder eher genervt? Ist es angenehm? Gibt es einen Impuls? Nehmen Sie einfach wahr – bewerten und reagieren Sie nicht.

¬ Wann ist es richtig den Kontakt zu lösen?

¬ Wie lösen Sie den Kontakt?

Nach dieser Übung bleiben Sie noch ein paar Momente in Stille und spüren Sie nach.

Wie fühlen Sie sich jetzt?

Anschließend haben Sie Zeit, sich mit Ihrem Gegenüber auszutauschen.

Diese Präsenzübung habe ich vor einiger Zeit in einem Workshop angeleitet, bei dem u. a. auch Krankenpflegerinnen eines ambulanten Pflegedienstes anwesend waren. Die Pflegedienstleiterin, eine erfahrene Krankenschwester, die sich schon jahrzehntelang um Menschen kümmerte, wurde davon sehr berührt. Mit Tränen in den Augen berichtete Sie, dass diese Übung für sie eine ganz neue Erfahrung war, es ihr nahe ging, sie dabei ihr Herz und große Dankbarkeit verspürte.

Liebevolle Berührung in ruhiger Präsenz ermöglicht echten Kontakt

- So dienen wir dem Menschen und dem Leben.
- Es kann das Herz des Patienten und gleichzeitig unser eigenes berühren.
- Es macht zufrieden.

Dabei beginnen wir mit dem Spüren von uns selbst und weiten dann die Wahrnehmung zu unserem Gegenüber aus. Diese Form des echten Kontakts wirkt selbstregulierend und schützt unser Gegenüber, etwas übergestülpt zu bekommen, was nicht angemessen ist.

Gleichzeitig lässt es uns Helfer erkennen, was unser Patient braucht. Und dass wir uns, im vermeintlichen „Gut-sein-Wollen“, nicht auslaugen müssen.

E-Mail von Wanda, einer Kursteilnehmerin:
... genau heute vor vier Wochen, am 23. Juni, ist mein Vater verstorben. Ich wollte ihn vor meiner Urlaubsreise im Krankenhaus besuchen. Er hat mir ein besonderes Geschenk gemacht.

Es waren unsere letzten gemeinsamen Stunden. In dem Moment, als ich kam, hatte er einen Herzinfarkt. Als seine Atmung wieder stabil war, durfte ich mit ihm alleine sein.

Obwohl er nicht mehr ansprechbar war, hat er auf mein Singen und besonders auf die sanfte Fußmassage reagiert. Es hat mich tief berührt, dass ich ihn bei seinem Übergang bis an die Grenze des körperlichen Seins begleiten durfte.

> *„Das Wenige, das du tun kannst, ist viel."*
> Albert Schweitzer

Passt es, an den Füßen zu behandeln?

Solange Sie einen Menschen fragen können, was er möchte, ist es einfach. Sie bieten die Berührung an den Füßen an, können es einmal ausprobieren und nachfragen, ob diese Art des Kontakts Ihrem Anvertrauten angenehm ist. Wenn sich jedoch ein kranker oder sterbender Mensch nicht mehr äußern kann, ist es Ihnen überlassen, zu entscheiden, welche Berührung die angemessene ist oder ob Sie besser auf direkten Körperkontakt verzichten. Intuition und biographische Information über den kranken Menschen kann Sie dabei leiten.

> *„Wir müssen den Patienten am Lebensende dort abholen, wo er steht."*
> Gian Domenico Borasio

Wenn Ihr Patient sich eine Behandlung wünscht, erklären Sie mit einfachen Worten, was Sie tun möchten. Beschreiben Sie, vor allem beim ersten Mal, Ihr Vorhaben mit ruhiger Stimme. Dann beginnen Sie mit der Berührung. Legen Sie Ihre Hände locker auf die bedeckten Füße. Wenn Sie merken, dass sich Ihr Patient auf den Kontakt einlässt, entfernen Sie langsam die Decke von den Füßen. Der übrige Körper bleibt jedoch zugedeckt, da dies gleichzeitig ein umhüllender Schutz für ihn ist. Zudem kühlt der Mensch in einem entspannten Zustand leicht aus.

Dann nehmen Ihre warmen Hände behutsam und achtsam Verbindung mit den Füßen des Patienten auf. Lassen Sie sich Zeit, es eilt nicht. Atmen Sie ruhig in Ihren Bauch. Vielleicht gibt es Fragen, die auftauchen und die Sie beantworten können? Halten Sie die Füße einfach eine Weile ruhig in Ihren Händen. Der Ausgleichsgriff FERSEN HALTEN ist ein guter Einstieg in eine Behandlung. Sie können aber auch einen anderen Griff auswählen.

Erfahrungsgemäß wird sich Ruhe ausbreiten. Geben Sie ihr eine Chance – schweigen Sie und berühren Sie in Stille weiter. Sie werden spüren, wann es angebracht ist, in einen neuen Griff zu wechseln.

Wann ist es angemessen, auf eine Behandlung zu verzichten?

- Bei extremen Ödemen (Wassereinlagerungen) der Beine und der Füße Ihrer Patienten,
- bei offenen Wunden, Verletzungen an den Füßen (z. B. Gangrän, es kann jedoch u. U. der andere, unverletzte Fuß berührt werden),
- bei starkem Pilzbefall (es ist aber möglich, über dünne Baumwollsocken zu behandeln),
- wenn Ihr Patient keine Behandlung möchte,
- wenn Sie das Gefühl haben, es ist jetzt unpassend zu berühren,
- in der Sterbephase – Finalphase (Blässe, Marmorierung, Blaufärbung der Füße).

GESCHICHTE VON HERRN MARIK

Es liegt Jahre zurück, als ich den Anruf einer Berufsbetreuerin bekam. Ich hatte schon einige Male mit ihr zusammengearbeitet. Sie berichtete von einem 70-jährigen Mann, der ein Jahr zuvor an einem Hirntumor erkrankte. Er hatte keine Angehörigen, wohnte allein, seine Mutter, mit der er zusammen gelebt hatte, war schon vor Jahren gestorben.

Herr Marik arbeitete als Büroangestellter, lebte zurückgezogen und war seit einiger Zeit in Rente. Er galt als Einzelgänger, kein Menschenfreund, mit Frauen konnte er gar nicht, hieß es. Seine einzige Freude sei sein PC und sein Motorrad.

Nach der Diagnosestellung folgten Bestrahlung und Chemotherapie. Der Tumor verkleinerte sich, wuchs aber dann wieder weiter. Herr Marik war über den Stand seiner Erkrankung informiert.

Als sich sein Zustand verschlechterte, seine Wortfindungsstörungen zunahmen, die kognitiven Fähigkeiten sich reduzierten und er seine Geschäfte nicht mehr selber regeln konnte, wurde eine gesetzliche Betreuung eingeleitet.

Er äußerte der Betreuerin gegenüber dringend den Wunsch, in seiner Wohnung bleiben zu dürfen und daheim zu sterben. Dies sollte ihm ermöglicht werden. Er wurde von der Klinik nach Hause verlegt. Zu dieser Zeit konnte er sich noch einigermaßen selber versorgen.

Seine Betreuerin besuchte ihn sporadisch. Nachbarn, die im selben Haus wohnten, übernahmen das Einkaufen, kleine Handreichungen, und schauten nach dem Rechten.

Der Gesundheitszustand von Herrn Marik verschlechterte sich. Als er mehrere Tage die Türe nicht öffnete, wurde die Polizei von den Nachbarn eingeschaltet und die Wohnung von der Feuerwehr geöffnet. Man fand Herrn Marik am Boden liegend, nicht mehr ansprechbar, exsikkiert (ausgetrocknet).

Er wurde ins Krankenhaus gebracht. Der Stationsarzt, die Betreuerin und der Sozialdienst der Klinik überlegten, wie es weiter gehen sollte. Seinem Wunsch, daheim bleiben zu können, wollte man möglichst entsprechen. In dieser Zeit veranlasste die Betreuerin einen Großputz der Wohnung. Ein Zimmer wurde für Herrn Marik mit Pflegebett ausgestattet. Als sich sein körperlicher Zustand stabilisiert hatte, konnte er wieder nach Hause verlegt werden. Zu diesem Zeitpunkt sprach er nicht mehr, was auf Defekte im Gehirn zurückzuführen war.

Seine Lebenszeit war begrenzt.

Ein ambulanter Pflegedienst wurde eingeschaltet und über seinen Zustand informiert, um Körperpflege, Nahrungsaufnahme und hauswirtschaftliche Versorgung sicherzustellen. Die Krankenschwestern kamen mehrmals täglich zu ihm. Der Hausarzt wollte Herrn Marik regelmäßig besuchen.

Zu diesem Zeitpunkt wurde ich hinzugezogen. Seine Betreuerin hatte mir alles am Telefon mitgeteilt und mich gefragt, ob ich zu Herrn Marik gehen und ihn in seiner letzten Lebenszeit besuchen würde. „Der Schlüssel liegt im Kellerfenster ...", sagte sie - und so begegnete ich Herrn Marik.

Ich kam in eine fremde Wohnung, musste mich erst einmal orientieren und fand ihn dann in seinem Bett liegend. Die Vorhänge waren zugezogen, es war leicht dämmrig im Raum. Wir sahen uns zum ersten Mal, er konnte nicht mehr reden, sich mit mir nicht verständigen oder austauschen.

Nachdem ich Herrn Marik begrüßt hatte, stellte ich mich erst einmal vor: „Ich heiße Schwester Hanna, ich bin Krankenschwester und möchte Sie gerne besuchen." Er sah mich an, zeigte keine Reaktion, blieb still - und ich setzte mich zu ihm. Er blickte mir in die Augen, und wir hielten eine Weile Blickkontakt - eine Reaktion bemerkte ich nicht.

Es gab nichts zu tun, er war pflegerisch gut versorgt. Ich sah ein gerichtetes Brot auf dem Nachttisch, in kleine Stücke geschnitten, ein Glas Wasser und eine Wasserflasche.

Herr Marik konnte sich noch selbst bedienen, hatten mir die Schwestern berichtet. Auch dass er ausreichend trinke. Er stehe manchmal auf und würde sich dann für eine Weile in die Küche setzen.

Bei meinem ersten Besuch blieb ich einige Zeit bei ihm, war einfach nur da.

Dann verabschiedete ich mich und sagte, ich käme wieder. Er sah mich an, zeigte kein

Verstehen. So ging es einige Tage. „Ich heiße Schwester Hanna, ...“

Einmal fand ich Herrn Marik auf dem Boden liegend, brachte ihn zurück ins Bett - er hatte sich nicht verletzt. Manchmal begann ich ihm Geschichten zu erzählen, von meinen Erfahrungen mit Motorradfahren, von seiner BMW, die vor dem Haus stand. Ich sprach mit ihm, als würde er mich verstehen - erhielt nie eine Antwort, nie ein Zeichen des Verstehens. Darauf wartete ich auch nicht. Ich hatte dennoch das Gefühl, dass er sich freute.

Einige Tage später fragte ich ihn, ob ich seinen Puls fühlen dürfe und tastete langsam unter der Bettdecke nach seiner Hand. Er ließ sie ruhig liegen und so begann ich, seinen Puls zu fühlen. Das war unser erster Berührungskontakt.

Den dehnte ich in den folgenden Besuchen aus, ließ meine Hand einfach bei seiner Hand liegen und merkte, dass er seine Hand nicht wegzog. So saß ich bei ihm, still, in präsenter Haltung, atmete mit ihm, war einfach da. Dabei war meine Hand oft unter der Bettdecke, pulsfühlend, manchmal neben oder auf seiner Hand liegend. Ich hatte das Gefühl, dass ihn das beruhigte und er es mochte. Sein Atem wurde dabei regelmäßiger und ruhiger.

Als ich wieder einmal zu ihm kam, ihn begrüßte und mich zu ihm setzte, kam plötzlich, ganz langsam, seine Hand unter der Bettdecke hervor, der meinen entgegen.

Es war insgesamt eine stille, friedliche, unspektakuläre Begleitung. Herr Marik schien keine Schmerzen zu haben, lag in dieser letzten Zeit einfach still im Bett. Er war gut versorgt und gepflegt vom ambulanten Pflegedienst. Nahrung und Flüssigkeit wurden ihm angereicht. Irgendwann hörte er auf zu essen, später trank er auch nicht mehr. Dies wurde akzeptiert. Sein Leben sollte nicht künstlich verlängert werden.

Wir sorgten für gute Mundpflege.

An seine Füße wollte ich nicht gehen, meine Intuition sagte mir, dass diese Art von Berührung ihn irritieren könnte.

Es waren ca. vier Wochen, die ich bei ihm war, in Kontakt mit Pflegedienst, Hausarzt und

Betreuerin. Es gab keine Zwischenfälle, nichts Aufregendes. Er verbrachte seine letzte Lebenszeit, gut versorgt, in seiner Wohnung, so wie er es sich gewünscht hatte.

Und dann, eines Abends, schlief er ganz leise aus dem Leben. Nichts deutete auf seinen unmittelbaren Tod hin.

Er hatte zuvor keine Atempausen oder eine veränderte Atmung, sein Puls war flach, aber noch regelmäßig, seine Extremitäten nicht übermäßig kühl, kein Nasen-Mund-Dreieck ... Er hörte einfach auf zu atmen.

Ich denke gerne an ihn zurück.

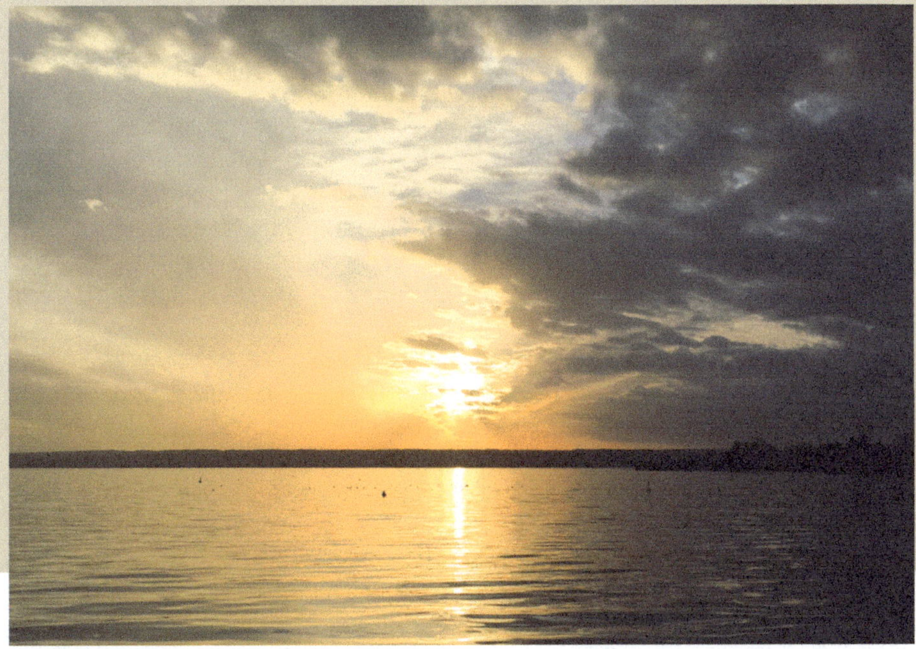

Die bequeme Lagerung des Patienten

Eine individuelle, dem Patienten angepasste Lagerung ermöglicht ihm zu entspannen, und Ihnen, in einer aufgerichteten Körperhaltung zu behandeln.

In einer bequemen Lage ist Entspannung möglich.

Falls der kranke Mensch sich selbständig, aufgrund von Schwäche oder Schmerzen, nicht mehr bewegen kann, ist es an Ihnen, ihm dabei behilflich zu sein. Deshalb überlegen Sie zuerst, wie Sie Ihren Patienten in eine für ihn passende Position bringen, die ihm ein entspanntes Liegen ermöglicht. Im häuslichen Bereich finden Sie immer Sofakissen oder Decken, die Sie zusammengerollt als Unterstützung für die Kniekehlen oder den Rücken verwenden können.

Bedenken Sie, dass auch Sie selbst einen guten Platz brauchen, um dort eine Zeitlang verweilen zu können.

Nur wenn ich selbst entspannt bin, kann ich mein Gegenüber in eine Entspannung führen.

Lassen Sie sich dazu Zeit. Probieren Sie aus, was für Ihren Patienten und für Sie selbst am bequemsten ist. Es wird für die Wenigsten möglich sein, auf einer Massageliege zu behandeln. Wir arrangieren uns mit der gegebenen Situation – und dazu braucht es einfach ein wenig Kreativität.

Falls der Mensch zu Hause im Bett liegt, setzen Sie sich ans Fußende und lassen Ihren Patienten etwas nach unten rutschen. Bei einem Doppelbett kann sich der Patient auch quer hineinlegen, so vermeiden Sie das störende Bettfußteil. Schieben Sie eine Rolle oder eine zusammengerollte Decke unter seine Knie. Es empfiehlt sich, die Unterschenkel mit entsprechenden Kissen etwas höher zu lagern. Achten Sie darauf, dass die Fersen auf dem Kissen liegen. Dies schafft stabilen Halt und erleichtert Ihnen die Ausübung der Griffe, da Sie so das Gewicht der Füße nicht in Ihren Händen tragen. Auch für den liegenden Menschen ist es angenehmer, wenn die Füße stabil auf einer Unterlage liegen und nicht frei in der Luft hängen. Dies gibt zusätzlich ein Gefühl von Halt und Sicherheit.

Setzen Sie sich auf einen niedrigen Hocker nahe ans Bett.

Vergessen Sie nie, Ihren Patienten zuzudecken, ihn einzuhüllen. Der Mensch kühlt in einem entspannten Zustand leicht aus. Mit einer leichten Decke sorgen Sie für Ihren Patienten und schaffen gleichzeitig einen geschützten Raum.

Sie können sich auch direkt ins Bett ans Bettende zu setzen, wenn Ihnen das möglich ist und Ihr Patient dies akzeptiert. Fragen Sie diesbezüglich nach. Wenn ja, lagern Sie die Beine des Patienten ebenfalls auf Kissen oder zusammengefaltete Decken und schaffen so eine Art Stufenlagerung.

Achten Sie darauf, dass Sie selbst bequem sitzen, Ihre Wirbelsäule aufgerichtet ist, Ihre Arme etwa einen 90°-Winkel im Ellenbogengelenk bilden und Ihre Schultern locker sind. Sitzen Sie im Schneidersitz, auf den Fersen, oder strecken Sie Ihre Beine rechts und links neben Ihrem Patienten aus. Das ermöglicht Ihnen, die Griffe auch über eine längere Zeit in einem entspannten Zustand zu halten.

Sie können den Patienten genauso gut auf einem Sofa behandeln, am besten ohne erhöhtes Seitenteil. Lassen Sie Ihren Patienten in Ihre Richtung rutschen. Die Fersen möglichst nahe am Rand des Sofas – jedoch nicht darüber hinaus, in der Luft hängend. Legen Sie ein Kissen oder eine zusammengerollte Decke unter die Knie Ihres Patienten (das lässt die Bauchdecke entspannen). Finden Sie wieder eine Haltung, in der Sie aufrecht, eventuell auf einem niedrigen Schemel oder Meditationskissen, sitzen können. So bleibt Ihre Wirbelsäule aufgerichtet und Sie finden den passenden Abstand zum Menschen, den Sie behandeln möchten.

Eine andere Möglichkeit ist es, jemanden in einem bequemen Sessel zu behandeln. Legen Sie die Füße des Patienten auf einem Stuhl und setzen Sie sich auf einen niedrigen Hocker davor. Probieren Sie es einfach aus.

Noch einfacher ist ein komfortabler Ruhesessel, der sich nach hinten kippen lässt, und bei dem die Füße auf einem integrierten Fußteil gelagert sind.

Scheuen Sie sich nicht, etwas zu korrigieren, wenn es für Sie oder Ihren Patienten unbequem ist/wird. Fragen Sie nach. Manche Menschen können oder wollen sich nicht dazu äußern. Manchmal ist auf kleine Zeichen zu achten – ein Zucken der Füße, Wegziehen der Beine, ein Seufzen, Unruhe … Dann fragen Sie nach und korrigieren die Lagerung oder Ihre Haltung, wenn es angebracht ist. Es kann auch ein Zeichen sein, den Griff zu wechseln oder die Berührungen ganz zu beenden.

Junge Menschen legen sich gerne auf eine Decke auf den Boden.

Dabei wird wieder mit Kissen oder Decken unter den Unterschenkeln und Füßen eine Stufenlagerung geschaffen und der Patient zugedeckt. Sie als Behandler sitzen auf einem flachen Kissen ebenfalls auf dem Boden.

Bei Patienten im Krankenhausbett wird es ein wenig komplizierter. Sie können die Füße auf der Seite sitzend behandeln und unter die Decke fassen. Berühren Sie erst einen Fuß und wechseln dann auf die andere Seite des Bettes.

Oder Sie setzen sich ans Bettende und greifen über das Bettfußteil. So erreichen Sie beide Füße gleichzeitig. Auch hier ist es eine Erleichterung, die Füße und Unterschenkel mit entsprechenden Kissen zu unterstützen und das Bett in die für Sie richtige Position etwas hochzufahren. Dies hilft Ihnen, bequemer zu behandeln. Seien Sie präsent und achten Sie gut auf sich. Sobald sich Verspannungen zeigen, was sich durch das Vorbeugen Ihres Oberkörpers ergeben kann, korrigieren Sie Ihre Haltung bzw. lösen Sie die Berührung.

Es gibt auch die Möglichkeit, stehend zu behandeln. Zuvor fahren Sie das Bett hoch und fassen dann, in aufrechter Haltung, über das Bettende. Auf diese Weise erreichen Sie beide Füße gleichzeitig. Probieren Sie es aus.

Oft ist in diesem Fall eine kurze Behandlungssequenz besser, als sich zu verdrehen und eine halbe Stunde verkrampft zu behandeln.

Und wieder möchte ich Sie an Ihre Präsenz und das Wachsein für Ihre Intuition erinnern.

Wie fühlt sich der Kontakt für Sie selbst an? Spüren Sie einen Impuls, die Berührung zu halten, zu lösen, in einen anderen Griff zu wechseln? Achten Sie auf Ihren Atem, den Kontakt zur Sitzunterlage, zum Boden. Nehmen Sie wahr, ob Sie ruhig sind, wie die Stimmung im Raum ist. Und gleichzeitig beobachten und spüren Sie Ihren Patienten. Wie geht es Ihnen im Kontakt mit Ihrem Gegenüber?

Nach der Behandlung bedenken

- Immer für ausreichende Nachruhe sorgen! Oft schläft der Mensch, der behandelt wird, ein.
- Ihr Patient soll in dieser Zeit nicht gestört werden und gut zugedeckt sein.
- Braucht er eine weitere Decke?
- Je nachdem wird auch eine Wärmflasche (nicht zu heiß!) sehr geschätzt.
- Lassen Sie Ihren Patienten für eine Weile allein. Die Ruhe darf sich noch eine Weile ausbreiten und vertiefen.
- Die Zeit nach der Berührung kann sehr kostbar sein.
- Waschen Sie nach dem Behandeln der Füße ausgiebig Ihre Hände unter fließendem Wasser. Das wirkt neutralisierend auf feinstofflicher Ebene.
- Trinken Sie nach der Behandlung und bieten Sie, wenn möglich auch Ihrem Patienten zu trinken an.

Ordnung des Helfers/Gebenden

Überarbeiteter Text von Hanne Marquardt, „Praktisches Lehrbuch der Reflexzonentherapie am Fuß", Haug Verlag, 7. Auflage, Seite 40–42

Äußere Haltung

Über die Hände sind wir in unmittelbarem Kontakt mit dem Patienten. Deshalb ist es für unser Wohlbefinden von Bedeutung, dass wir mit den eigenen Kräften sorgfältig umgehen.

Nicht alle Kranken brauchen immer „unser Bestes", sondern jeweils das ihnen Gemäße. Mit dieser Erkenntnis sind wir freier, unsere oft unterschiedliche Tagesration an Vitalität gut einzuteilen.

WAS UNS DABEI UNTERSTÜTZT

Aufbau der Sitzhaltung

Wer gut sitzt, hat es leichter mit der Arbeit. Genauso wichtig, wie es ist, den Patienten in einer bequemen Stellung zu lagern, ist es, dass Sie als Gebende/r eine gute Position finden, in der Sie eine Weile entspannt und in einer funktionsgerechten Haltung sitzen können.

Die Stellung der Füße, der Beine und des Beckens sind im Sinne des Wortes von „grundlegender" Bedeutung, denn sie vermitteln die Sicherheit, dass der Boden, auf dem Sie stehen, und der Hocker, auf dem Sie sitzen, Sie wirklich trägt. Zwischen Ober- und Unterschenkeln sowie den Füßen sollten in etwa rechte Winkel bestehen. Stellen Sie die Beine je nach Länge etwa 30 bis 40 cm weit auseinander, sodass die Füße ohne Fehlhaltungen von Knochen und Muskulatur stets mit dem Boden in Verbindung sind (Lao Tse: „Schwerkraft ist die Wurzel der Anmut.").

Achten Sie darauf, Ihr Becken etwas vor- und zurückschwingend einzupendeln, sodass es in der Ausgangsstellung etwas vor den Sitzbeinhöckern steht. Der Raum zwischen den Schulterblättern ist frei von Verspannungen. Das lässt sich dadurch erreichen, dass die Brustbeinspitze weich und behutsam diagonal nach vorn oben bewegt wird.

So normalisiert sich die Haltung in der mittleren Brustwirbelsäule und die Arme und Hände werden dadurch ganz natürlich an die fließende Kraft der Wirbelsäule angeschlossen. Der Nacken mit Halswirbelsäule und Kopf lassen sich gut auf der Wirbelsäule aufbauen, wenn das Kinn sanft in Richtung Brustbein zeigt und die Kiefergelenke locker bleiben[3].

Wenn Sie auf diese Weise sitzen, kann sich Ihre Wirbelsäule selbsttragend aus dem Becken heraus aufrichten.

Beachtung der eigenen Atmung

Die beste Voraussetzung für eine frei fließende Atmung bietet die gut aufgebaute und in sich flexible Haltung, da sie dem Atem seinen eigenen Entfaltungsraum lässt.

Durch die aufgerichtete Sitzhaltung öffnet sich Ihr Brustraum ganz natürlich. Atmen Sie gleichmäßig und ruhig und erinnern Sie sich auch während der Behandlung immer wieder einmal daran, tief durchzuatmen.

Unsere mentale Einstellung

Solange wir meinen, wir allein seien primär für die Verbesserung des Zustandes unserer Patienten verantwortlich, verbrauchen wir unnötig viel von unserer eigenen Lebenskraft.

Wenn wir akzeptieren, dass unsere Aufgabe lediglich darin besteht, die vorhandene Regenerationskraft im Anderen wachzurufen, zu unterstützen und zu harmonisieren, können wir unsere eigenen physischen, emotionalen und mentalen Kräfte ökonomischer einsetzen.

3 Diese Haltung ist identisch mit der Meditationshaltung, Anm. der Autorin.

WICHTIG

Waschen Sie vor und nach jeder Behandlung ausgiebig die Hände. Dies bewirkt auch eine Neutralisierung im feinstofflichen Bereich. Je mehr Sie kräftemäßig reduziert sind, desto eher sollten Sie warmes Wasser verwenden.

Genauso hilfreich ist das gründliche Lüften des Raumes nach einer Behandlung und zusätzliches Trinken, am besten Wasser.

Wie beginne ich eine Behandlung bei einem Menschen, dessen Bewusstsein eingeschränkt ist?

Es gibt Situationen, z. B. ein komatöser Zustand, eine fortgeschrittene demenzielle Erkrankung oder die Sterbephase, in denen der kranke Mensch keine Entscheidung treffen und nicht mehr antworten kann.

Beispiele

- demenzielle Erkrankungen im weit fortgeschrittenen Stadium,
- schwerer Schlaganfall,
- Koma,
- fortgeschrittenes Stadium einer Krebserkrankung (z. B. ein Tumor bzw. Metastasen im Kopf),
- Morbus Parkinson und Multiple Sklerose im weit fortgeschrittenen Stadium,
- in der Sterbephase.

Dann braucht es Ihr feines Gespür, das Ihnen ermöglicht, zu erkennen, ob der Patient diese Art der Berührung wünscht und sie als angenehm empfindet. Erinnern Sie sich an Ihre Intuition, das Richtige für Ihr Gegenüber zu tun – und vertrauen Sie darauf.

Die Autonomie des Menschen ist zu respektieren. Wenn möglich, können Sie sich mit An- und Zugehörigen besprechen, wie der kranke Mensch in früheren Zeiten auf Berührung reagierte. Diese Information beziehen Sie in Ihre Überlegung ein.

Ich habe regelmäßig Menschen, die an Demenz erkrankt waren, behandelt. Wenn es keine Worte und kein Verstehen mehr gibt, ist dies eine feine und zärtliche Weise, mit diesen Menschen in Kontakt zu kommen.

Beginnen Sie eine Behandlung immer sehr behutsam.

Haben Sie Mut und versuchen Sie es: Wenn möglich, bringen Sie Ihren Patienten in eine bequeme Lage, legen Sie eine Rolle unter die Knie und decken Sie ihn zu. Die Fersen sollen auf der Unterlage aufliegen.

Vor der Berührung waschen Sie Ihre Hände. Wenn sie kühl sind, verwenden Sie warmes Wasser.

GOLDENE REGEL

Berühren Sie immer mit warmen Händen!

Teilen Sie zuerst dem Menschen mit, dass Sie ihn berühren möchten. Sprechen Sie mit ihm, auch wenn er Ihnen nicht mehr antworten kann und/oder nicht bei Bewusstsein ist oder er Sie aufgrund einer demenziellen Erkrankung nicht mehr versteht. Sie wissen nie, was er noch wahrnimmt. Sprechen Sie ruhig, geben Sie eine einfache, klare Beschreibung, was Sie tun möchten. Legen Sie Ihre Hände sanft und ohne Druck auf die zugedeckten Füße Ihres Patienten. Atmen Sie gleichzeitig in Ihren Bauch und spüren Sie Ihren Kontakt zum Boden, zum Stuhl, Ihre aufgerichtete Wirbelsäule. Beobachten Sie ihn dabei – und gleichzeitig Ihre eigenen Empfindungen.

Merken Sie, dass Sie selbst zu Ruhe kommen?

Erst nach einer Weile entfernen Sie die Decke und berühren die bloßen Füße direkt. Kommentieren Sie zu Beginn der Behandlung mit ruhiger Stimme, was Sie tun und was Ihre nächste Handlung sein wird. Ihre Hände ruhen entspannt und leicht auf den Füßen des Patienten bzw. schieben sich sanft unter seine Fersen. Halten Sie die Füße zu Beginn einfach nur ruhig in Ihren Händen. Spüren Sie das Gewicht, die Hauttextur, die Temperatur – dieses direkte Spüren kann Ihnen helfen, selber eine präsente Haltung zu erlangen. So kommen Sie über den Kontakt mit Ihrem Patienten in einen Kontakt mit sich selbst. Atmen Sie in den Bauch. Wie geht es Ihnen? Dabei nehmen Sie Reaktionen Ihres Patienten wahr, besonders wenn der liegende Mensch sich verbal nicht mehr äußern kann. Achten Sie auf den Atem Ihres Gegenübers. Manchmal verlangsamt sich der Atemrhythmus oder es kommt zu einem tiefen Durchatmen, was auf eine Entspannung schließen lässt.

Wichtig sind Ihre eigene Entspannung und Ihre Absichtslosigkeit! Sie sind einfach da für diesen kranken Menschen und stellen sich zur Verfügung.

Sie therapieren nicht, sondern berühren die Füße – und damit den ganzen Menschen – auf behutsame und sanfte Weise.

BEISPIEL

Beginnen Sie mit dem Griff RÜCKEN STÜTZEN (siehe Seite 93), halten Sie den Griff eine Weile. Wenn es Ihnen richtig erscheint, können Sie aus diesem Griff heraus in die sanfte Streichung der LEMNISKATE (siehe Seite 99) übergehen.

Nehmen Sie wahr, wie es sich für Sie anfühlt, wenn Sie berühren – und beobachten Sie die Reaktion Ihres Patienten. Vielleicht merken Sie, dass der Griff Sie anstrengt. Dann machen Sie eine Pause und verweilen wieder im Stützen und Aufrichten des Fußes, dem RÜCKEN STÜTZEN. Oder

Sie fassen von außen unter die Fesseln und streichen sanft nach unten, bis die Fersen in Ihren Handtellern ruhen. Das ist der Griff FERSEN HALTEN. Mit diesem Griff können Sie auch selbst als Helfende ausruhen. Lassen Sie sich Zeit. Weniger ist oft mehr.

Wenn der Impuls kommt, in einen neuen Griff zu wechseln, folgen Sie ihm. Tun Sie es langsam. Atmen Sie in den Bauch. Es soll ohne Anstrengung geschehen.

Wenn es für Sie anstrengend werden sollte, tut es auch Ihrem Patienten nicht mehr gut! Nervosität, Unsicherheit, das Gefühl „etwas tun zu wollen/müssen" überträgt sich auf den kranken Menschen, der in dieser Situation extrem verletzlich und sensibel ist.

Wenn Sie zu Beginn noch etwas unsicher sind, nehmen Sie diese Unsicherheit wahr, es ist in Ordnung. Spüren Sie gleichzeitig Ihren Körper, Ihren Atem, den Kontakt zum Boden. Sie brauchen diese Unsicherheit nicht festzuhalten – meist sind es Gedanken, und die dürfen Sie wieder ziehen lassen. Sind Sie in Kontakt mit Ihrem Inneren, werden auch Sie mit der Zeit ruhiger und können darauf vertrauen, das Angemessene zu tun.

Das Geschenk, das Sie als Gebende/r bekommen, ist, dass sich während des Behandelns auch bei Ihnen selbst Ruhe ausbreiten darf – es auch Ihnen gut tut.

Beispiele einer Grifffolge

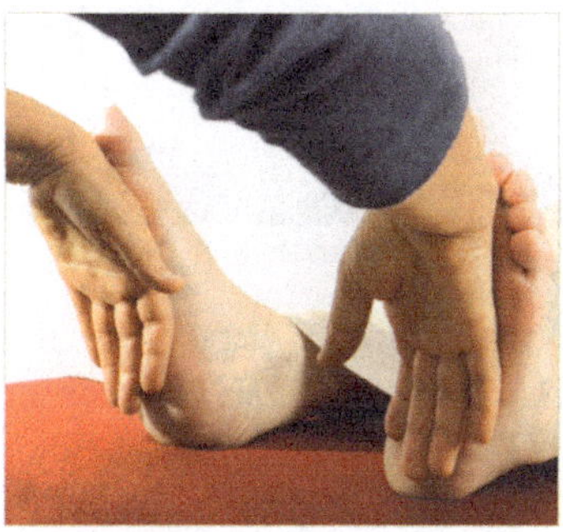

Rücken stützen

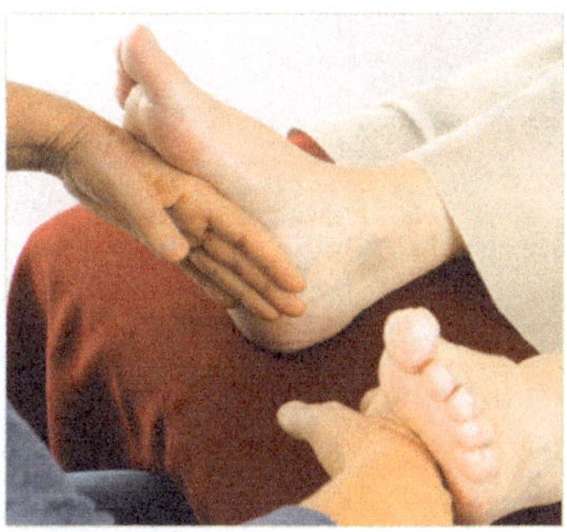

Lemniskate

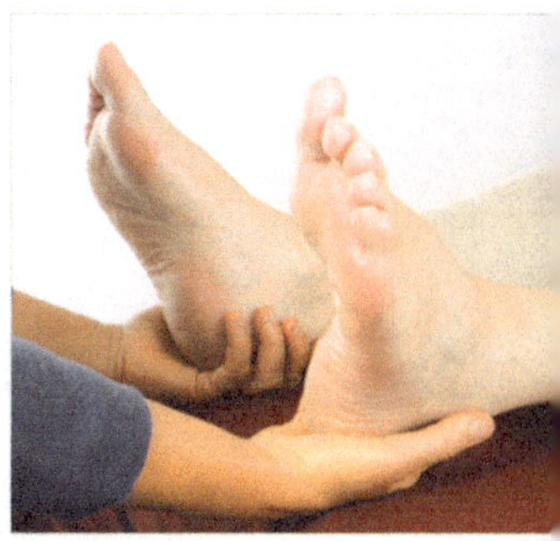

Fersen halten

Vertrauen und Gelassenheit dürfen sich zeigen. Das wiederum spürt der liegende Mensch vor Ihnen.

> *„Wir müssen nicht perfekt sein, wir müssen einfach nur da sein."*
> Joan Halifax

Oft werden Sie wahrnehmen, dass sich beim Patienten Anspannungen lösen. Der Ausdruck im Gesicht wird weicher, es kommt zu einem tiefen Durchatmen, der Atem wird regelmäßig und ruhiger. Es kann sich ein stiller Raum öffnen.

Falls Sie ein leichtes Zurückziehen der Füße, den veränderten, evtl. beschleunigten Atemrhythmus, ein Zeichen der Unruhe, ein leises Seufzen wahrnehmen – und gleichzeitig das Gefühl haben, etwas passt nicht mehr – ziehen Sie Ihre Hände langsam zurück und decken Sie die Füße zu. Es ist in Ordnung.

Halten Sie diesen inneren Raum, bewerten Sie nicht, seien Sie einfach nur da, offen, und wenn sich Stille ausbreitet, lassen Sie es zu.

Aber geben Sie nicht gleich auf. Vielleicht versuchen Sie es in den nächsten Tagen noch einmal. So kann sich der kranke Mensch auf diese besondere Art der Berührung einstellen. Vielleicht kann Ihnen Ihre Intuition helfen, das Richtige zu tun.

Beispiele einer Grifffolge

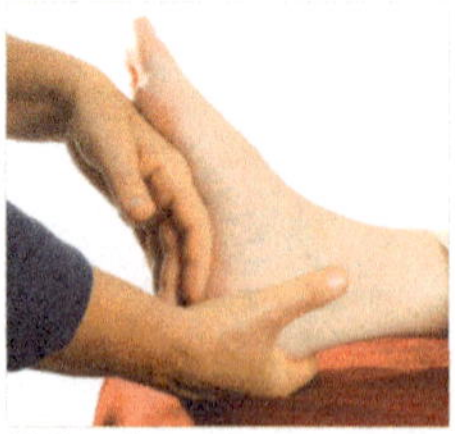

Halt geben

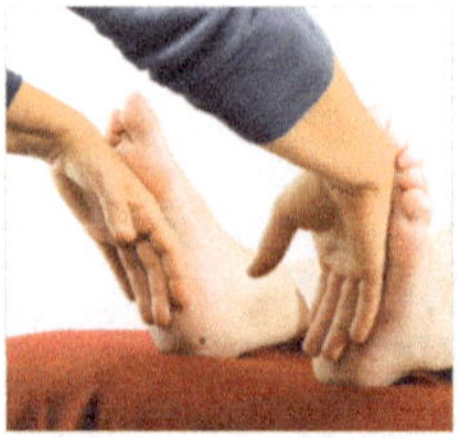

Rücken stützen

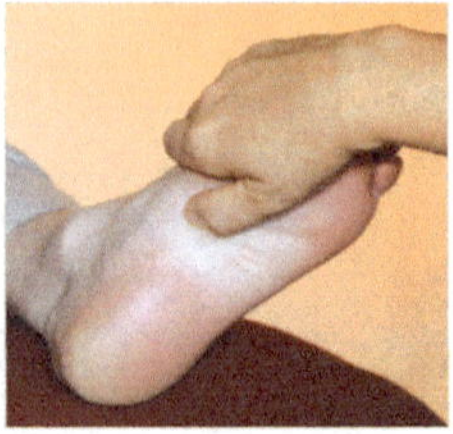

Da-sein Griff

Offen sein für Intuition in der „liebevollen Berührung"

Es bedeutet, zu spüren, wie sich Berührung für mich als Gebende anfühlt, und gleichzeitig beobachte ich, wie der Mensch, den ich berühre, reagiert. Dabei möchte ich nichts überstülpen – was bei einem „Möglichst-gut-Sein" oder „Möglichst-gut-machen-Wollen" passieren kann.

Intuition hat nichts mit „machen“ zu tun.

Es ist mehr ein Etwas-aus-der-Tiefe-aufsteigen-Lassen, mehr ein Sich-zeigen-Lassen, ein Erkennen, ein Gewahrwerden. Und dies drückt sich dann in der Qualität der Berührung aus. Ich bin eine Vermittlerin oder ein Ausdruck dieses wahrgenommenen Impulses. Den Impuls erzeuge nicht ich, aber ich bringe ihn in die Welt in meinen Gesten, in Worten, meiner Haltung und im direkten körperlichen Kontakt.

Ist mein Geist still und meine ständige Gedankenflut beruhigt, bin ich offener für Intuition und nehme sie leichter wahr. Intuition zeichnet sich dadurch aus, dass sie frei ist von Planen, Wünschen, Konstruieren, Überlegen – und ich beurteile und bezweifle sie auch nicht. Intuition kann ich nicht suchen, nur finden, erkennen, spüren und zulassen, aber ich kann sie nicht festhalten. Wenn es in diesem Augenblick das Richtige ist, kann im nächsten schon wieder etwas anderes nötig sein. Es bedeutet, mich dem Fluss des Seins anzuvertrauen.

Intuition ist in Freiheit geboren und ich sende sie hinaus in die Welt, in Freiheit.

Beispiele einer Grifffolge

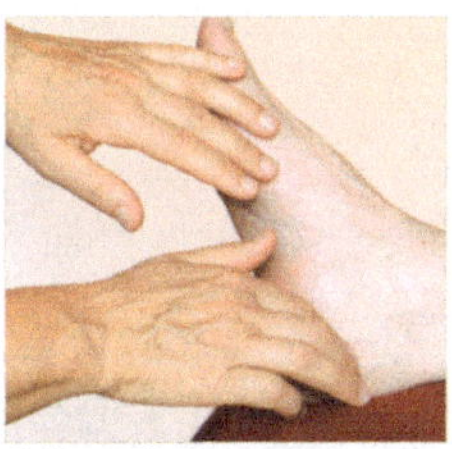
Stilles Fließen 1

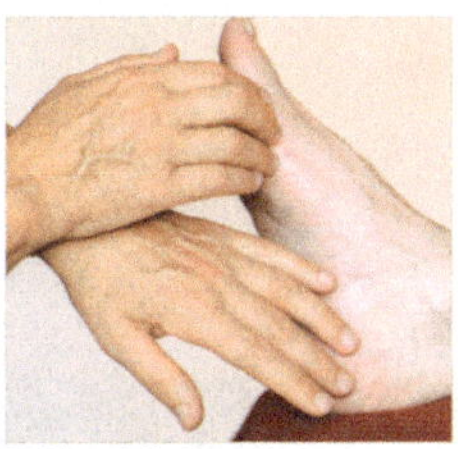
Stilles Fließen 2

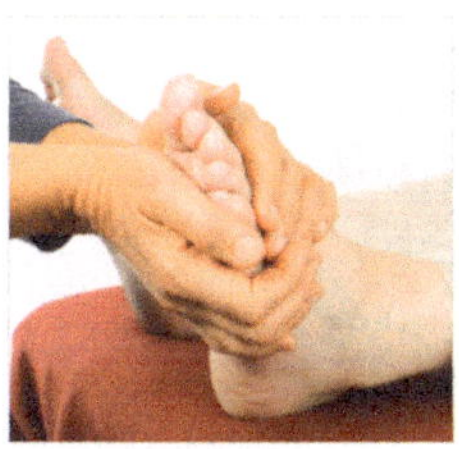
Sanfte Umarmung

Dies kann ich in der liebevollen Berührung, im direkten Kontakt mit einem Menschen umsetzen.

> *„Der Mensch, der mich begleitet, beeinflusst die Art, wie ich sterbe.“*
> Frank Ostaseski

„Lange saßen sie dort und hatten es schwer, doch sie hatten es gemeinsam schwer, und das war Trost. Leicht war es trotzdem nicht."

Astrid Lindgren

DIE LETZTE LEBENSZEIT EINES MENSCHEN

KAPITEL FÜNF

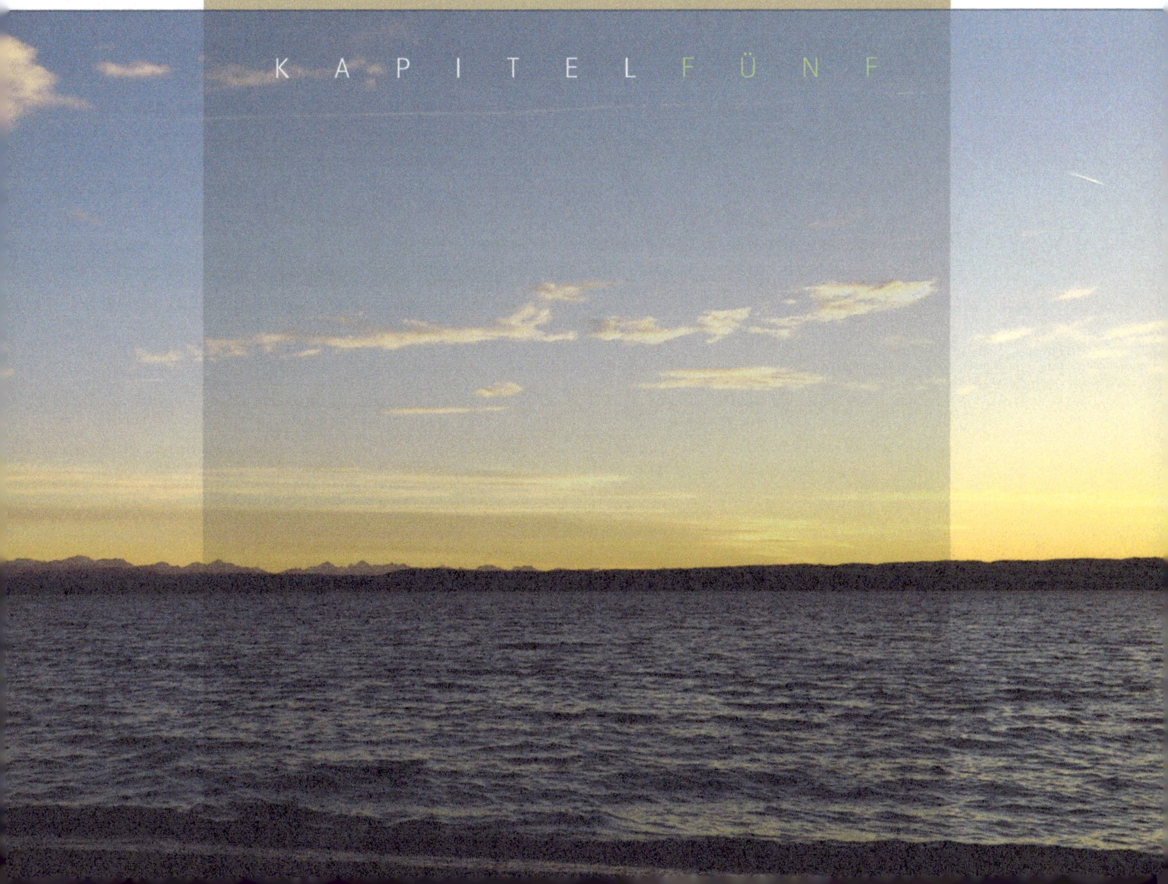

GESCHICHTE VON FRAU PERL

Es liegt schon einige Jahre zurück, und dennoch erinnere ich mich noch oft an sie.

Ihr Hausarzt hatte mich kontaktiert. Bei seiner 70-jährigen Patientin, Frau Perl, sei ein metastasierender Tumor festgestellt worden. Sie verbrachte mehrere Wochen in der Klinik. Dort wurde ihr mitgeteilt, es gäbe die Möglichkeit einer Operation mit anschließender Chemotherapie, jedoch sei der Tumor nicht vollständig zu entfernen und würde weiter wachsen. Ihr Leben würde so eventuell verlängert, aber es gäbe keine Heilungschancen.

Die Prognose war infaust (ungünstig, nicht heilbar).

Aus diesem Grund lehnte Frau Perl einen operativen Eingriff ab. Sie war über ihren Zustand informiert und wollte keine weitere Therapie. Ihr Wunsch war, die ihr verbleibende Lebenszeit daheim zu verbringen. Es ging ihr um Lebensqualität, nicht um -quantität.

Eine gute Versorgung wurde ihr zugesichert. Ihr Hausarzt, der auch als Palliativmediziner tätig ist, würde sie begleiten und regelmäßige Hausbesuche bei ihr machen.

Zusammen mit dem Hausarzt besuchte ich Frau Perl am Tag nach ihrer Krankenhausentlassung. Ihre Tochter und ihr Sohn, die beide auswärts lebten, waren angereist.

Frau Perl sprach offen über ihr eigenes Sterben. Sie schien keine Angst davor zu haben. Die langjährigen Erfahrungen, die sie mit ihrem Mann gemacht hatte, ließen sie ihre Situation realistisch betrachten. Herr Perl hatte Darmkrebs. Seine Erkrankung dauerte sieben Jahre. In dieser Zeit erhielt er mehrere Zyklen Chemotherapie. Seine Ehefrau begleitete ihn bis zu seinem Tod. Sein Sterben lag fast zwei Jahre zurück.

Frau Perl bestand darauf, dass keine lebensverlängernden Maßnahmen bei ihr durchgeführt werden sollten. Sie hatte dies in einer Patientenverfügung fixiert und ihre beiden Kinder in einer Vorsorgevollmacht eingesetzt. Eine Klinikeinweisung wollte sie ebenfalls vermeiden. Es war ihr Wunsch, daheim zu bleiben und dort zu sterben.

Gemeinsam mit den Kindern und dem Hausarzt überlegten wir, wie wir sie am besten begleiten könnten. Eine Anbindung an ein SAPV-Team (= spezialisierte, ambulante, palliative Versorgung) hatten wir zu dieser Zeit noch nicht. Wir kamen überein, dass ich täglich nach Frau Perl schaue und bei Komplikationen, Schmerzen etc. ihren Hausarzt informieren sollte. Die Tochter sicherte mir zu, dass sie für ihre Mutter da wäre, wenn sie nicht mehr allein im Haus leben und sich selbständig versorgen könnte. Mit ihrem Arbeitgeber hatte sie dies bereits besprochen und bekam dessen Zusicherung.

So begann ich, Frau Perl zu besuchen und bot ihr an, sie an den Füßen zu behandeln. Ihr Hausarzt hatte ihr dies empfohlen und sie wollte die Methode gern kennen lernen. Sie genoss die Behandlungen von Anfang an. Es tat ihr gut, sie spürte die Zuwendung, sie konnte dabei entspannen und die schwierige Zeit der letzten Wochen für eine Weile vergessen. Mir kam es vor, als würde sich ihre Seele nach der aufwühlenden Zeit in der Klinik und der Diagnosestellung beruhigen. Es war auffällig, wie gelassen, zufrieden und dankbar sie war, wieder zu Hause zu sein. Sie kümmerte sich selbständig um ihren Haushalt, ging einkaufen im nahen Supermarkt und konnte auch noch in ihrem geliebten Garten arbeiten.

Es ging alles langsamer als bisher, aber es ging!

Ich behandelte Frau Perl ab jetzt täglich an den Füßen. Machte Ausgleichsgriffe, führte sie in eine Entspannung und war für sie da. Ihre körperlichen Beschwerden verbesserten sich etwas. Das Spannungsgefühl und die Blähungen im Bauch nahmen bedingt durch die Behandlungen ab.

Therapeutische Reflexzonenbehandlung
Regelmäßig behandelte ich die Zonen der Nieren, um die Ausscheidung anzuregen, da sie Ödeme (Wassereinlagerungen) in den Beinen und zudem Flüssigkeit im Bauchraum hatte.

Die Zonen des Darms tonisierte ich und bezog auch den Dickdarm ein. Dies regte die Darmperistaltik an, verminderte Blähungen, wirkte verdauungsfördernd und beugte einem Ileus (= Darmverschluss) vor. Zonen von Herz, Lunge und Schultergürtel behandelte ich vorsichtig. Sanftes Sedieren der Magenzone unterstützte bei Brechreiz.

Die ruhigen Lymphstreichungen mochte sie sehr gerne. Auch diese förderten die Flüssigkeitsausscheidung, außerdem wirkt die Lymphbehandlung auf seelischer Ebene und kann Stagnation lösen[4].

Frau Perl hatte nach wie vor kaum Schmerzen. Bei Bedarf war ein Schmerzmedikament angeordnet. So ging es ca. zwei Wochen. Es war eine ruhige Zeit. Sie hat mir oft aus ihrem Leben erzählt. Meist ging es jedoch um ihre Kochrezepte ... sie war eine leidenschaftliche und gute Köchin.

Essen konnte sie jetzt, aufgrund ihrer Erkrankung, nur noch ganz kleine Portionen.

Der Krebs hatte sie überrascht, und sie hätte gerne noch länger gelebt, meinte sie. Aber wenn es jetzt so sein sollte, würde sie das Sterben akzeptieren.

Und langsam wurde Frau Perl schwächer, aß weniger, ruhte sich immer öfter auf ihrem Sofa im Wohnzimmer aus. Ihr Zustand verschlechterte sich kontinuierlich, war jedoch für sie erträglich. Nach einer Behandlung an den Füßen sagte sie einmal zu mir:

„Ich bin zufrieden."

Nach etwa drei Wochen hatte sie eine schlechte Nacht. Sie hatte mehrmals erbrochen und war sehr erschöpft. Sie erzählte mir von einem Traum: „Ich lag mit meinem verstorbenen Ehemann im Grab und habe ihn in meinen Armen gehalten. Ein kleiner Engel saß auf einer Wolke über uns."

Sie lächelte, als sie mir den Traum erzählte. Frieden und Akzeptanz waren trotz ihrer Erschöpfung spürbar.

Frau Perl hatte die letzte Woche mehrmals ambulant eine Infusion erhalten, da es, bedingt durch ihr Erbrechen, zu erheblichen Flüssigkeitsverlusten kam.

Wir sprachen über den Sinn von Flüssigkeitssubstitution. Ich erkläre ihr, dass am

---

4 Siehe Information über die Therapeutenliste der Schule Marquardt, www.fussreflex.de

Lebensende keine Infusionen mehr gegeben werden, wenn dies nicht gewünscht ist[5].

Sie wollte keine Lebensverlängerung und hatte dies in der Patientenverfügung festgelegt. Zudem trank sie ausreichend.

Frau Perl hatte eine feuchte Mundschleimhaut, ihre Haut war intakt, außerdem waren leichte Ödeme (Wassereinlagerungen) in den Unterschenkeln erkennbar. Alles sprach dafür, dass sie keine Flüssigkeitszufuhr brauchte. So beschlossen wir, zusammen mit dem Hausarzt, auf Infusionen zu verzichten.

Dies entsprach ihrem Wunsch, das Leben nicht künstlich zu verlängern.

Frau Perl wurde immer schwächer, ihr Zustand verschlechterte sich und dies wurde akzeptiert.

Dann kam der Zeitpunkt, an dem sie ihren Haushalt und ihre Versorgung nicht mehr selbständig übernehmen konnte. Wie vereinbart, informierte ich ihre Tochter, und die versprach, noch am selben Tag zu kommen.

Frau Perl war erleichtert, sie konnte diese Hilfe annehmen und war glücklich, ihre Tochter bei sich zu haben. Jetzt war sie nicht mehr allein. Sie wurde von ihrer Tochter verwöhnt, die ihr kleine Stückchen Obst richtete und das Essen zubereitete, das sie sich wünschte. Sie trank selbständig verdünnte Säfte, etwas Tee, schluckweise Bier, ihren geliebten Milchkaffee, doch sie bevorzugte Leitungswasser.

In diesen Tagen kam es zu einem langen Gespräch mit den Kindern. Die Situation veränderte sich. Wie wird mit Essen umgegangen? Wir kamen überein, Frau Perl nicht zur Nahrungsaufnahme zu überreden. Ihr sollte das angeboten werden, worauf sie Lust hatte. Und wenn es nur ein kleiner Löffel Kartoffelbrei mit einem winzigen Brokkoliröschen war. Oder ein wenig Sülze ... die mochte sie besonders gern. Kleinste Mengen, die schmecken, sind mehr wert als eine größere Portion, die dann wieder erbrochen wird.

5 siehe G. D. Borasio, „Selbstbestimmt Sterben“

Den Kindern erklärte ich noch einmal, was es heißt, am Lebensende Flüssigkeitssubstitution über Infusionen zu geben.

Jetzt wurde Sterben thematisiert.

Die Kinder stellten viele Fragen, sprachen über ihre Ängste und ihre Hilflosigkeit. Schwere Krankheit war für sie nicht neu, sie hatten die Krebserkrankung ihres Vaters miterlebt. Neu war die Offenheit, wie wir mit dem baldigen Sterben ihrer Mutter umgingen und das Thema Tod nicht ausklammerten. Sterben wurde zum Ziel, auf das wir zusammen hinsteuerten. Es schmerzte ihre Kinder, dennoch waren sie dankbar für diese Offenheit. Sporadisch löste es jedoch persönliche Ängste und Nöte aus, die um das Thema des Loslassens kreisten. Für die alleinstehende Tochter war es am schwersten, das Sterben ihrer Mutter anzunehmen.

Leichter wurde es immer, wenn die fünfjährige Enkelin Ricke mit ihren Eltern zu Besuch kam. Sie liebte die Oma. Spielte mit ihrer Puppe bei ihr im Bett. Sie half auch mit bei der Mundpflege, mochte es, ihre eigenen Lippen mit pflegender Salbe einzucremen und anschließend ihrer Oma ein Küsschen auf den Mund zu geben. So kann Mundpflege auch aussehen! Und man darf auch heiter sein am Sterbebett.

„Es ist so schön, und es ist mir egal, wann ich gehe", sagte Frau Perl einmal, und: „Ich bin gesund – in der Seele." Sie bedankte sich bei uns und war zufrieden.

Einmal fragte sie mich: „Sterbe ich bald?", und ich antwortete: „Lange dauert es nicht mehr." Es schien fast, als würde sie das beruhigen. Eine zeitliche Prognose kann und würde ich nicht stellen – aber ich sagte ihr die Wahrheit. Bei der anschließenden Behandlung an den Füßen schlief sie ein.

LIEBEVOLLE BERÜHRUNG: LEMNISKATE über den Nieren, HERZ- MIT NIERENZONE sanft berührt, RÜCKEN STÜTZEN, STILLES FLIESSEN, SANFTE UMARMUNG.

Am nächsten Tag sagte sie: „Ich will nicht mehr aufstehen."

Frau Perl lag jetzt oft flach auf dem Rücken in ihrem Ehebett, die Arme seitlich ausgestreckt, tief entspannt und ruhig.

Ihre Erschöpfung nahm zu, sie trank an manchen Tagen wenig, die Zunge war auffällig rot – wir machten jetzt vermehrt Mundpflege. Sie schlief auch deutlich mehr. Zeitweise war ihr heiß und sie begann sich abzudecken und ihre Zudecke wegzuschieben. In der Nacht sei sie unruhig gewesen, berichtete die Tochter.

Dann begann Frau Perl zu hadern. Die Tochter berichtete, sie wäre traurig und realisiere, dass sie die Blumen und den Garten verlieren würde. Ihr Gesicht wirkte vom Ausdruck her verändert, blass, konturiert. Frau Perl war ernst und in sich gekehrt.

Am nächsten Tag aß sie etwas Sülze und trank Buttermilch dazu, war abwechselnd verwirrt und hatte klare Momente.

Sie meinte: „Das mache ich dann nächstes Jahr – aber da bin ich ja schon gestorben ...“ Ihre Stimmung war emotionslos, klar und leicht. Die Tochter erzählte: „Ich sei ihr Goldstück, hat sie gesagt!“ Es ist, wie es ist – wir lachten auch zusammen

LIEBEVOLLE BERÜHRUNG: HERZ BERÜHREN, mit Nierenzone, RÜCKEN STÜTZEN, DA-SEIN-GRIFF, KLEINE LEMNISKATE, IN KONTAKT SEIN – lange halten

Tagsüber kam es vermehrt zu Zeiten der Unruhe, sie „nestelte“, deckte sich ab, redete wirr und unzusammenhängend.

Manchmal spielten wir dann Musik für sie.

Sie hatte immer Operetten gemocht – und so hörten wir „Im Land des Lächelns“ oder Strauß-Walzer. Sie mochte das und es wirkte beruhigend auf sie.

Für die Tochter war es immer wieder schwer. Sie war ihrer Mutter so nah wie vielleicht noch nie in ihrem erwachsenen Leben. Die Vorstellung, sie jetzt zu verlieren, tat ihr weh und machte sie sehr traurig. Die Traurigkeit kam wie in Wellen. Als sie einmal weinte, legte sie sich neben ihre Mutter ins Bett, und ich begann ihre Füße zu halten. Das tat ihr gut. Sie brauchte die Unterstützung im Moment mehr als ihre kranke Mutter.

LIEBEVOLLE BERÜHRUNG: WELLENGRIFF ganz sanft, RÜCKEN STÜTZEN, LEMNISKATE auf ganzer Fußsohle und über Nierenzone, HERZ BERÜHREN, SANFTE UMARMUNG.

Frau Perl schlief jetzt viel und tief, sie hatte vermehrt Atempausen. Ihr Puls wurde flacher, arhythmisch (unregelmäßig). Ihre Füße waren aber noch warm.

Sie wurde ruhig, wenn ich bei ihr war, und ich sank oft in tiefe Präsenz und Meditation, wenn ich bei ihr im großen Bett saß. Dabei waren meine geöffneten Hände wie ein Angebot – und sie legte still ihre Hand in meine. An den Füßen behandelte ich sie nur noch sporadisch. Ich hatte das Gefühl, dass sie keinen Boden mehr braucht, der sie trägt.

Ein Raum von Loslassen, Entspannung und Hingabe öffnete sich in dieser Zeit.

Die Angehörigen bemerkten das und schickten mich gerne zu ihrer Mutter. Es war eine friedliche Stimmung im Haus spürbar. Das tat auch ihnen gut und beruhigte sie.

Die Tochter sagte: „Sie ist mit einem Bein schon drüben ...“, spürte die Distanz, die sich vonseiten ihrer Mutter auftat, und konnte es so sein lassen.

Beim Lagern am nächsten Tag seufzte Frau Perl einige Male tief mit einem ruhigen, fast abgeklärten Ausdruck auf ihrem Gesicht. Ihre Tochter erschrak über diesen Zustand. Sie spürte, dass es nicht mehr lange dauern würde und bekam Angst. Wir redeten lange miteinander, auch über medikamentöse Unterstützung, falls ihre Mutter Schmerzen bekäme.

Frau Perl war unruhig, sie erbrach sich mehrmals, stöhnte. Sie hatte vielleicht Schmerzen, aber auf diesbezügliche Fragen reagiert sie nicht mehr. Nach einem Gespräch mit dem Hausarzt bekam sie eine regelmäßige Schmerzmedikation.

Die meisten Schmerzen können zumindest gelindert werden, und eine angepasste Schmerztherapie ist Teil der Sterbebegleitung.

Mittlerweile sind über fünf Wochen vergangen.

Die Finalphase beginnt

Frau Perl atmete unregelmäßig, flach, mit Pausen, der Puls war kaum tastbar, arhythmisch, ihre Extremitäten wurden auffällig kühl, die Füße blau marmoriert, die Hände blass. Sie stöhnte selbst beim minimalen Umlagern. Wir machten nur das Nötigste. Sie war nicht mehr ansprechbar. Ich hatte das Gefühl, dass Frau Perl nicht mehr lange leben würde und mochte sie und ihre Tochter jetzt nicht mehr alleine lassen. Wir vereinbarten, die Nachtwache der kommenden Nacht miteinander zu teilen.

Ab jetzt behandelte ich sie nicht mehr an den Füßen.

Wir hatten eine Thermoskanne mit Tee und etwas Schokolade hergerichtet und stellten uns auf eine lange Nacht ein. Zusammen war es leichter. Inge sagte, das würde ihrer Mutter gefallen – und begann, mir aus ihrem Leben zu erzählen, über das Leben, das sie mit ihrer Mutter geteilt hatte. Dazu hörten wir Operettenmusik aus dem „Land des Lächelns" und die Lieblingswalzer ihrer Mutter.

Die Nacht verlief relativ ruhig.

Die Atmung Frau Perls wurde immer flacher, die Atempausen länger. Manchmal schien es, als wäre der letzte Atemzug gekommen, die Pause dauerte allzu lange – und dann kam, überraschend und tief, erneut ein Einatmen. Es kam ein rasselndes Atemgeräusch dazu. Diese Phase in der Sterbebegleitung ist schwer auszuhalten.

Ein Gespräch mit Inge zeigte mir jedoch, dass sie gelassen war und die Situation annehmen konnte. Das auffällig blasse, und auf den nahen Tod hinweisende Dreieck, das sich von der Nase zum Mund hinzieht, war nun deutlich zu erkennen. Die Nase war spitz, die Gesichtshaut wirkte blass und grau. Frau Perl hielt ihre Augen geschlossen.

Die Atempausen wurden mehr. Wir nahmen Frau Perl die Zähne heraus, machten regelmäßige Mundpflege. Dabei verwendeten wir einen Mundspray (Sprayfläschchen mit Wasser) zum Befeuchten der Mundschleimhaut, den Frau Perl tolerierte und der sie weniger irritierte als das Auswischen des Mundes mit einem feuchten Tupfer.

Und dann begann Frau Perl, sich auf den Weg zu machen. Ich konnte es spüren – und teilte das Inge mit. Inge setzte sich zu ihr an den Bettrand, ich mich hinter Frau

Perl ins Bett und unterstützte von dort. Für mich wirkte es ähnlich einer Geburt. Ein Zuspruch, doch weiter zu gehen, und: „Sie machen es gut ..."

Es war nicht leicht und es dauerte seine Zeit. Frau Perl starb – und dann wurde es ruhig.

Die Tochter informierte ihre Angehörigen, ich den Hausarzt.

Wir räumten nur das Nötigste weg, öffneten die Fenster und ließen Frau Perl still liegen. Eine Kerze brannte. Die Seele sollte Zeit haben, sich vom Körper zu lösen. Das ist eine besondere Zeit, die wir nicht durch Aktionismus stören wollten.

Bevor die Totenstarre einsetzte (nach ca. zwei Stunden), wuschen wir zusammen Frau Perl und kleideten sie in ein frisches Nachthemd. Sie sah jetzt wunderschön aus. Alle Anspannung war aus ihrem Gesicht gewichen und es ging ein fast überirdisches Strahlen von ihr aus. Dies zu erleben berührte mich tief, und mir kamen Tränen. Ich spürte große Dankbarkeit. So ließen wir Frau Perl in ihrem Schlafzimmer liegen. Wir hatten ihre Rosen geschnitten und in großen Sträußen um ihr Bett gestellt, Kerzen und ein Duftlämpchen brannten. Es war feierlich und sehr still.

Nach fünf Stunden kam der Arzt zur Leichenschau.

Frau Perl blieb 24 Stunden daheim in ihrem Schlafzimmer aufgebahrt. Ihre Kinder und Enkel waren bei ihr. Nachbarn und Freunde kamen dazu, und gemeinsam fanden sie einen Weg sich von ihr zu verabschieden.

„Lange saßen sie dort und hatten es schwer,
doch sie hatten es gemeinsam schwer, und das war Trost.
Leicht war es trotzdem nicht."
Astrid Lindgren

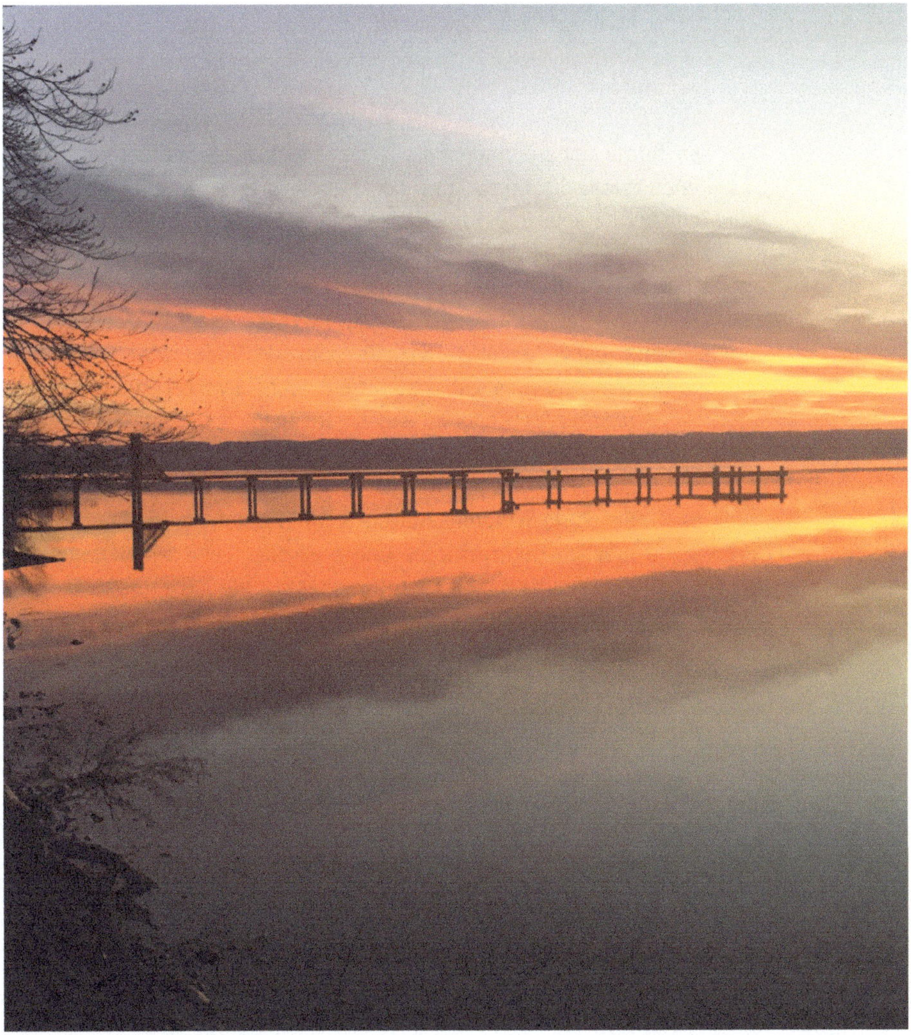

Die Terminalphase

Terminus (lat.) = Grenze

Die Terminalphase umfasst die letzten Wochen, manchmal Monate, in denen durch die Erkrankung oder durch fortgeschrittenes Alter, trotz Schmerztherapie und Symptomkontrolle, die Aktivität des Menschen zunehmend eingeschränkt wird. Es tritt Schwäche, Schläfrigkeit, manchmal Bettlägerigkeit auf. Der Appetit wird weniger, und es kann zu einem inneren Rückzug kommen. Die Lebenszeit des Menschen ist begrenzt, jedoch kennen wir den Zeitpunkt des Todes nicht. Die Grenze der medizinischen Möglichkeiten ist erreicht. Das Leben soll nicht hinausgezögert oder künstlich verlängert und dem Menschen ein würdiger Abschluss seines Lebens ermöglicht werden.

Eine hospizliche und palliative Begleitung (pallium = der Mantel, was symbolisch bedeutet, den Menschen in einen wärmenden, schützenden Mantel der Geborgenheit einzuhüllen) kann den sterbenden Menschen und seine Zugehörigen in dieser Lebenszeit unterstützen.

Eine gute Symptomkontrolle gewährleistet, dass Schmerzen und mögliches körperliches und seelisches Leid gelindert werden. Entscheidend in der Terminalphase ist das individuelle Handeln, orientiert an der Befindlichkeit des betroffenen Menschen. Im letzten Lebensabschnitt hat „Comfort“ (bedeutet laut Wörterbuch: für Bequemlichkeit, Behaglichkeit und Linderung zu sorgen) die höchste Priorität.

Das bedeutet, zu tun, was es braucht und was der kranke Mensch sich wünscht.

In dieser Zeit kann liebevolle Berührung und ruhige Präsenz von großem Wert sein. Es ist eine Möglichkeit, dem Menschen auf freundlich zugewandte Weise zu vermitteln, dass er nicht allein ist.

„Wir wollen, dass die Zeit, die Ihnen mit der Krankheit bleibt, für Sie und Ihre Angehörigen eine möglichst gute Zeit wird. Wir werden diese Zeit nicht verkürzen oder verlängern, aber verbessern.“

Susanne Roller, Palliativstation der Barmherzigen Brüder in München

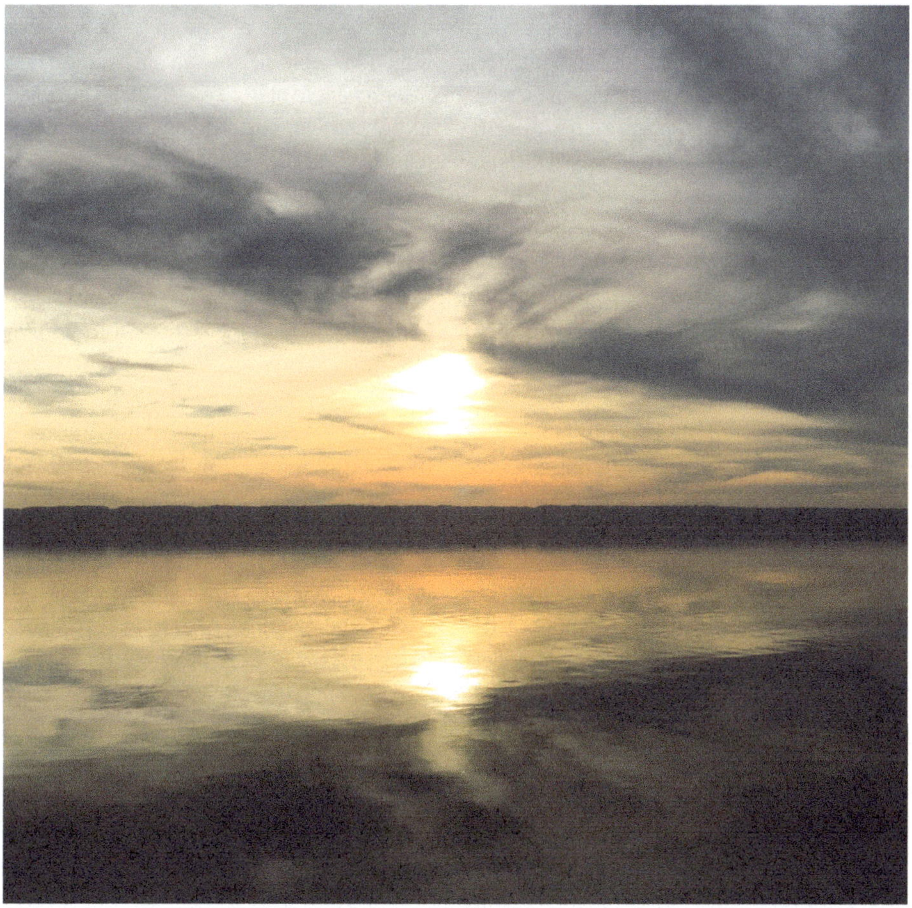

Die Finalphase

Final (lat.) = am Ende befindlich; abschließend; das Ende des Lebens betreffend.

Finalphase bedeutet Sterbephase und bezieht sich auf die letzten Stunden, maximal Tage im Leben eines Menschen. In dieser Zeit steht in der palliativen pflegerischen Versorgung die Wahrnehmung der Bedürfnisse des Sterbenden im Vordergrund. Oftmals kann er dies selbst nicht mehr äußern, da u. U. eine Bewusstseinseintrübung besteht, oder der Mensch dazu einfach zu schwach ist. Bei allen Tätigkeiten sollte abgewogen werden, ob sie überhaupt notwendig sind. Ist es eine Erleichterung für den sterbenden Menschen oder bedeutet es für ihn Belastung und Anstrengung? Meist benötigt der Sterbende in dieser Phase kaum noch pflegerische Intervention.

Anwesende Angehörige, die am Bett sitzen, sind von dieser für sie völlig neuen Situation oft tief verunsichert. Sie brauchen Unterstützung. Sterben ist den Menschen nicht mehr vertraut. Es wurde in den letzten Jahrzehnten vom Leben abgetrennt und ausgegrenzt. Siehe „Letzte Hilfe", hospiz verlag, Bollig, Heller, Vöklel

Soweit es möglich ist, sind Fragen zu beantworten. Symptome, die auftreten können und Angst machen, sind zu erklären (z. B. ein rasselndes Atemgeräusch, veränderte Atmung und Atempausen, Verweigerung von Essen und Trinken und, daraus resultierend, ein Verzicht von Flüssigkeitsgabe etc.).

Ein Mensch stirbt nicht, weil er nicht mehr isst, sondern er isst nicht mehr, weil er stirbt. Das ist ein großer Unterschied.

Über Sterben zu sprechen kann den Raum für den Prozess des Sterbens öffnen. Die Menschen, die am Bett sitzen, fühlen sich dann dazugenommen – und nicht ausgegrenzt – auch wenn es schwer ist. Wenn Angehörige vorbereitet sind auf das, was kommen kann, fühlen sie sich dem Leid nicht so ausgeliefert.

Aber sprechen Sie nie über den sterbenden Menschen in dessen Anwesenheit!

In dieser Zeit ist eine Berührung an den Füßen meist nicht mehr angebracht. Wenn sich ein Mensch zunehmend aus dem Leben zurückzieht, wollen wir ihn gehen lassen. Ein sterbender Mensch braucht keinen Boden mehr unter den Füßen, und wir wollen ihn auch nicht festhalten – oder ans Leben erinnern.

WICHTIG

Wenn die Füße kalt, marmoriert und, beginnend an den Zehen, blau werden (= periphere Zyanose), mit der Behandlung an den Füßen aufhören.

Was sind Anzeichen des nahenden Todes?

Den Beginn des Sterbens sicher zu erkennen oder gar den Todeszeitpunkt zu prognostizieren ist auch „erfahrenen" Sterbebegleitern nicht möglich.

> *Eine Definition: „Der Patient ist sehr schwach, zumeist bettlägerig, schläfrig für lange Perioden mit stark limitierter Konzentrationszeit. Es besteht zunehmendes Desinteresse an Nahrung und an Flüssigkeit."*
>
> R. Twycross (1988)

WIR BEOBACHTEN

Kreislauf, Atmung, Muskeltonus, Bewusstsein

DER KREISLAUF

Der Puls ist flach, schnell, oft arhythmisch (unregelmäßig), kaum mehr tastbar, zeitweise mit Pausen.

Die Extremitäten beginnen kühl zu werden.
Durch eine Zentralisierung des Kreislaufs, der sich vermehrt auf lebenswichtige Organe beschränkt, kommt es zu einer bleichen, „wächsernen“ Haut.

Dies kann zu einer bläulich marmorierten, lividen (bläulich, fahlen) Verfärbung der Haut führen und ist hauptsächlich an den Extremitäten sichtbar. Meist beginnend an den Füßen und später an den Händen.

Eindrücklich ist das ausgeprägte weiße Dreieck, das von der auffallend spitzen Nasenspitze zum Mund hin reicht. Dies ist für Sterbebegleiter ein klares Zeichen, dass der Tod nicht mehr fern ist.

Der Blutdruck sinkt (er braucht in dieser Phase jedoch nicht mehr kontrolliert zu werden, da es für den sterbenden Menschen schmerzhaft und anstrengend sein kann).

Was bringt Erleichterung?

¬ Für Wärme bzw. Kühle sorgen, (eventuell eine leichtere Bettdecke – oft reicht ein Bettbezug),

¬ sparsame Waschungen/Einreibungen, Körperpflege auf ein Minimum beschränken.

DIE ATMUNG

Die Atmung verändert sich. Sie kann schneller, manchmal langsamer und flacher, auch unregelmäßig werden.

Bedingt durch eine geringere Flüssigkeitsansammlung, weil Speichel nicht mehr geschluckt wird und er sich in der Luftröhre sammelt, kommt es zu einem rasselnden Atemgeräusch (präfinales Rasseln). Die kleine Menge Flüssigkeit, die in der Luftröhre mit dem Atem hin und her bewegt wird, verursacht dieses Rasseln. Für Angehörige und Besucher ist das schwer zu ertragen, da sie meinen, der sterbende Mensch würde darunter leiden. Es wirkt beruhigend, wenn wir sie darüber aufklären und ihnen versichern, dass ihr Angehöriger diesen Zustand nicht als quälend empfindet. Ein Absaugen würde einerseits dieses Symptom nicht beheben und wäre andererseits für den Sterbenden extrem belastend. Unter bestimmten Umständen tritt Atemnot auf.

Bedingt durch unterschiedliche Erkrankungen (z. B. Nierenversagen, Lebererkrankungen, Tumorerkrankungen ...) kann es vermehrt zu einer unangenehmen Geruchsbildung kommen.

Der Atemrhythmus verändert sich. Es kann zu unregelmäßigem Atem und zu Atempausen kommen. Manchmal denken wir: „Jetzt war es der letzte Atemzug" - und nach kurzer Zeit beginnt der Mensch wieder einzuatmen (Cheyne-Stokes-Atmung). Dies wirkt erschreckend, manchmal neigen wir auch dazu, geradezu auf den letzten Atemzug zu warten. Es ist jetzt schwer, am Bett zu sitzen und diese Situation auszuhalten.
Eine Schnappatmung kann entstehen. Der Mensch schnappt buchstäblich nach Luft wie ins Leere. Als Beobachter hat man den Eindruck, es wird zu wenig Luft eingeatmet, und dies würde nicht ausreichen, die Lunge zu füllen. Diese Atmung geht oft dem Atemstillstand voraus.

Was bringt Erleichterung?

- Oberkörper etwas aufrichten, um das Atmen zu erleichtern,
- individuelle, auf ein Minimum beschränkte Lagerung,
- jetzt vermehrt auf Mundpflege achten, wenn dies toleriert wird,
- ein offenes Fenster oder Luft zufächeln kann jetzt mehr helfen als Sauerstoff,
- ein Duftlämpchen mit ätherischen Ölen,
- ein warmer Lavendelwickel auf der Brust[6].

DAS BEWUSSTSEIN

Desorientiertheit und Verwirrtheit nimmt zu, und der sterbende Mensch kann einige Zeit unruhig werden. Immer wieder deckt er sich ab, es kommt zu unkontrollierten Bewegungen - er beginnt zu „nesteln", greift suchend umher.

Er/sie versucht sich aufzusetzen, möchte aufstehen, zieht sich aus. Es ist eine Zeit, die auch Begleiter ratlos und hilflos werden lässt. Dies kann von ruhigen Phasen abgelöst werden. Dann ist der Blick ins Weite gerichtet - manchmal sind die Augen auch geschlossen.

Der Sterbende zieht sich aus dem Leben zurück. Es kann sein, dass ihm die Angehörigen, selbst die eigenen Kinder, nicht mehr wichtig sind, er auf deren Ansprache nicht mehr reagiert.

Der Mensch wirkt apathisch und in sich zurückgezogen.

Was bringt Erleichterung?

- Einfach nur da sein,
- Angehörige über den Zustand informieren und sie beruhigen,

6 siehe Stefan Theierl, „Aromapflege", Seite 129

- auch wenn der sterbende Mensch nicht mehr spricht und sich in einem scheinbar komatösen Zustand befindet, spürt er die Anwesenheit seiner An- und Zugehörigen,
- nie vor dem kranken Menschen über seinen Zustand sprechen,
- die Bedürfnisse des Menschen erspüren – weniger ist dabei oft mehr,
- eventuell Musik spielen, die dem sterbenden Menschen vertraut ist und die er mag,
- Düfte über ein Duftlämpchen oder Tupfer, sparsam dosiert anwenden,
- stilles Halten der Hände,
- Stille aushalten,
- Meditation.

DER MUSKELTONUS

Der Mensch erschlafft und hat keine Kraft mehr.

Alles wird zu anstrengend, es ist sogar zu viel, den Mund zu schließen.

Die Menschen atmen durch den offenen Mund (dies wiederum führt zu vermehrter Austrocknung der Mundschleimhaut!).

Selbst der Lidschluss ist nicht mehr möglich. Die Augen sind offen oder halboffen und blicken ins Leere.

Es ist tiefste Erschöpfung spürbar.

Was bringt Erleichterung?

- Minimale Lagerung und Körperpflege,
- auf gute Mundpflege achten,
- den Todesprozess geschehen lassen,

- das Licht dämpfen und für Ruhe sorgen,
- Langsamkeit im Tun, Aktionismus vermeiden und dies auch den Angehörigen und Pflegekräften vermitteln (oft ist es unsere Hilflosigkeit, die uns dazu führt, etwas tun zu wollen),
- unsere Präsenz und stilles Da-Sein.

Die beschriebenen Zustände müssen nicht bei jedem Sterbeprozess in gleicher Form auftreten, sind aber häufig zu beobachten.

Sterben kann auch ruhig, ohne ersichtliche körperliche Not und ganz still geschehen.

> *Bei ca. 75% der Sterbenden besteht zwei Tage vor dem Tod eine Bewusstseinseinschränkung, bei über 90% in der letzten Stunde. Die meisten Schwerkranken sind bis wenige Stunden vor ihrem Tod ansprechbar und es gibt auch Sterbende, die bis zuletzt bewusstseinsklar bleiben. Die Bedürfnisse des Sterbenden sind bis wenige Stunden vor dem Tod erfragbar oder erkennbar.*
>
> Nach Dr. Susanne Roller

Was braucht jede(r) Sterbende?

- Respektvolles und wertschätzendes Verhalten,
- Linderung von quälenden Symptomen wie Schmerzen, Angst, Atemnot, Übelkeit, Erbrechen, Mundtrockenheit …,
- eine Begleitung nach seinem/ihrem Wunsch,
- spirituellen Beistand, wenn dies gewünscht ist,
- Ruhe und einen geschützten Raum.

Die wichtigste Qualität in der Begleitung Sterbender ist die Liebe. Achtsamkeit, Mitgefühl und die unglaubliche Kraft der menschlichen Präsenz trägt uns.

Frank Ostaseski

Das Sterben

Ein Mensch stirbt mit seiner letzten Ausatmung. Der physische Tod tritt ein, wenn Atmung und Herzschlag aufhören.

Unsichere Todeszeichen sind

- keine Atmung, kein Puls, keine Reflexe,
- blasse Haut, spitze Nase, geöffneter Mund,
- stumpfe, blicklose, lichtlose Augen, weite Pupillen.

Sichere Todeszeichen sind

- Totenflecken (blassrot, dunkelrot, blaugrau, treten zuerst an der Körperrückseite auf),
- die Leichenstarre, ca. zwei Stunden nach Todeseintritt, beginnend am Unterkiefer.

Der Tod muss vom Arzt bestätigt und der Totenschein frühestens vier Stunden nach dem Sterben des Menschen ausgestellt werden.

Der verstorbene Mensch kann 24 Stunden bzw. 36 Stunden (je nach Bundesland) daheim aufgebahrt bleiben. Es ist auch möglich, den Verstorbenen von der Klinik, dem Pflegeheim etc. für diese Zeit noch in sein Zuhause zu holen (durch den Bestatter) und ihn dort aufzubahren, um den An- und Zugehörigen diese Zeit des Abschieds zu ermöglichen.

Der Tod unterbricht die Tagesordnung

Lassen Sie sich Zeit und agieren Sie ruhig, es eilt nicht mehr. Stören Sie den Frieden nicht durch Aktivität. In präsenter und ruhiger Haltung bezeugen Sie Ihre Achtung gegenüber dem verstorbenen Menschen und sind Stütze für die Angehörigen.

GESCHICHTE VON ANGELIKA

Ich war bei der Visite im Krankenhaus mit dabei, als die Diagnose eröffnet wurde: Dickdarmkrebs. Angelika war damals 35 Jahre alt, Mutter von zwei kleinen Kindern.

Es erschütterte sie zutiefst.

Als ich einige Zeit später zu ihr ins Zimmer kam, weinte sie und meinte: „Ich habe mir immer gedacht, dass ich das nie bekommen möchte ..." Es gab im Moment keinen Trost, ich blieb einfach eine Weile bei ihr, still, und ließ sie in ihrer Verzweiflung nicht allein. Angelika wurde kurz darauf in eine Spezialklinik verlegt.

Über ein Jahr hörte ich nichts mehr von ihr, dann kam die Anfrage von ihrer Mutter, ob ich Angelika an den Füßen behandeln könne, dies hätte ihr Hausarzt empfohlen.

EINE REIHE REFLEXZONEN-BEHANDLUNGEN BEI ANGELIKA

Und so sah ich Angelika wieder. Sie hatte Operation, Chemotherapie und Bestrahlung hinter sich. Zurzeit bekam sie einen neuen Zyklus ambulanter Chemotherapie, die sie relativ gut vertrug, begleitet von Homöopathika. Nach mehreren Krankenhausaufenthalten lebte sie wieder daheim und kümmerte sich, so gut es ging, um ihre Familie.

1. Therapeutische Reflexzonenbehandlung

Als Angelika zu mir kam, wirkte sie erschöpft, in sich gekehrt. Mir fiel ihre Blässe auf. Als ich sie fragte, wie es ihr nach unser letzten Begegnung ergangen war, berichtete sie von den vielen Untersuchungen, der überstandenen Operation in einer Spezialklinik, von den Wochen, die sie dort verbrachte, der anschließenden Reha und von der Sehnsucht nach ihren Kindern in dieser Zeit der Trennung – immer in Sorge, wie es wohl weitergehen würde. Bei der letzten Untersuchung seien Metastasen in Leber und Lunge festgestellt worden. Deshalb die erneute Chemotherapie. Momentan hätte sie keine Schmerzen, sagte sie, sie fühle sich nur sehr müde und manchmal sei ihr übel. Die Krebsdiagnose stehe wie eine drohende Wolke über allem. Ihr Mann unterstütze sie so gut er konnte, auch ihre Eltern und ihre Schwestern wären für sie da. Als ich mich nach ihren Kindern erkundigte, die ich beide im Krankenhaus kennengelernt hatte, huschte ein Lächeln über ihr Gesicht.

Ich fragte sie, ob ich sie an den Füßen behandeln darf, wie es ihr Hausarzt empfohlen hatte, und sie willigte ein. Angelika legte sich auf die Liege und ich schob ihr eine Rolle unter die Knie, stützte ihren Kopf mit zwei kleinen Kissen, deckte sie zu und setzte mich an ihre Füße. Zuerst legte ich meine Hände nur leicht über ihre zugedeckten Füße und teilte ihr mit, dass ich sehr sanft behandeln werde. Dass es nicht schmerzhaft sei, sie vielleicht in eine Entspannung sinken würde – und sie mir jederzeit mitteilen könne, wenn sich etwas für sie verändere oder unangenehm anfühle. Ich fragte sie, ob sie bequem liege und sie sich in dieser Haltung wohlfühle. Sie bejahte es.

Dann nahm ich langsam die Decke von ihren Füßen, ihr Körper blieb zugedeckt. Behutsam fasste ich mit meinen Händen unter ihre Fersen (Griff FERSEN HALTEN). Es war ein erster Kontakt. Ich selbst war gut verbunden mit meinem Körper, spürte die Füße auf dem Boden und atmete in meinen Bauch. Meine Wirbelsäule war aufgerichtet und ich schwieg.

Angelika war auch still, sie wartete wohl, was jetzt kommt.

Ich bemerkte, dass ich das Gewicht ihrer Füße kaum in meinen Handtellern spürte. Sie hielt ihre Füße selbst und überließ sie nicht mir. Das deutete auf eine unbewusste Anspannung im Bauch und war für sie sicher anstrengend..

Ihre Füße „schwebten“ in meinen Händen – sie konnte nicht loslassen. So begann ich mit einer kleinen, geführten Entspannungsübung. Dabei leitete ich sie an, ihren Atem in den Bauch zu lenken. Bei der Einatmung dehnte sich ihre Bauchdecke, und bei der Ausatmung senkte sie sich wieder. Ihre Atmung konnte sich dabei etwas vertiefen. Es fiel ihr zunächst nicht leicht, sich darauf einzulassen. Es kreisten zu viele Gedanken in ihrem Kopf. Aber wir hatten Zeit. Ich hielt währenddessen weiter ihre Fersen in meinen Handtellern und nahm eine präsente, aufrechte Haltung ein.

Es dauerte eine Weile – und Angelika wurde langsam ruhiger. Ich merkte es an der langsameren und etwas vertieften Atmung, und ganz deutlich nahm ich das Schwererwerden ihrer Fersen in meinen Händen wahr. Anschließend behandelte ich sanft die Reflexzonen der Nieren und des Darms, tonisierte vorsichtig die Kopfzonen, bezog beruhigend Solarplexus ein. Dann ging ich zu Lymphstreichungen über. Das empfand Angelika als angenehm, und ich spürte eine leichte Entspannung bei ihr. Sie schloss für eine kurze Weile die Augen und atmete einmal tief durch. Die Behandlung beendete ich mit den Ausgleichsgriffen RÜCKEN AUFRICHTEN und mit der LEMNISKATE.

Dann ölte ich ihr die Füße mit duftendem Johanniskrautöl ein und deckte sie zu. Anschließend ließ ich Angelika für eine Viertelstunde allein nachruhen.

Als wir uns verabschiedeten, sagte sie, dass sie sich weitere Behandlungen wünsche, und wir vereinbarten einen Termin für die folgende Woche (Regelmäßigkeit unterstützt die Wirkung der Behandlungen).

2. Reflexzonenbehandlung

Nach der Begrüßung fragte ich Angelika, wie es ihr gehe und ob ihr nach der letzten Behandlung etwas aufgefallen sei. Sie berichtete, dass sie in der Nacht nach der Behandlung gut geschlafen hätte und auch am folgenden Tag noch müde gewesen wäre. Ihre Harnausscheidung sei deutlich vermehrt und konzentrierter gewesen. Am darauf folgenden Tag fühlte sie sich auffallend gut, spürte mehr Kraft und war psychisch stabiler.

Wieder begann ich die Behandlung mit langem Halten der Fersen.

Anschließend führte ich Angelika in eine Entspannung, ließ sie in den Bauch atmen und dies spüren. Dabei bemerkte ich, dass ihre Füße sich schwerer anfühlten und sie mehr anwesend war als bei unserem letzten Treffen. Anschließend tonisierte ich vorsichtig in den Zonen des Kopfes und des Darmes. Die Nierenzonen behandelte ich weich. Abschließend arbeitete ich sanft in der Lungenzone, dehnte leicht das Zwerchfell und kam zum WELLENGRIFF. Wieder genoss Angelika die Lymphstreichungen sehr. Zum Abschluss ölte ich ihre Füße ein, legte eine Wärmflasche unter ihre Fersen und deckte sie gut zu. Sie blieb noch eine halbe Stunde liegen und konnte sich in dieser Zeit tiefer entspannen.

3. Reflexzonenbehandlung
Ich begann mit dem Halten der Fersen und ließ Angelika in den Bauch atmen, den Körper spüren. Sie kannte es von den vorhergehenden Behandlungen und es war deutlich spürbar, dass es ihr leichter fiel, sich zu entspannen. Ich empfahl ihr, diese Präsenzübung auch daheim auszuprobieren.

Mir fiel auf, dass sie es mochte, wenn ich ihre Füße mit dem Griff SANFTE UMARMUNG hielt. Ihr tiefes Durchatmen deutete darauf hin, und als ich sie danach fragte, bestätigte sie es. Dies ließ mich einige Minuten lang in dieser Haltung verweilen. Dann ging ich über zu den spezifischen Zonen (Darm, Dickdarm, Nieren, Lunge, Gehirn ...), die kaum schmerzempfindlich waren, und die ich sanft, in ruhigem Rhythmus tonisierte. Ich bezog auch den Schultergürtel mit dem WELLENGRIFF ein und stützte sie in der Rückenzone. Das sollte ihren Atemraum öffnen, ihr Last von den Schultern nehmen.

Bei den Lymphstreichungen schloss Angelika ihre Augen – und schlief ein!

Ich spürte ihr Vertrauen und freute mich. Nach ruhigem Berühren der HERZ- und NIERENZONE beendete ich die Behandlung still und ließ sie anschließend noch eine Weile schlafen. Sie war überrascht, dass sie eingeschlafen war und berichtete, dass es ihr daheim schwer falle, Ruhe zu finden und sie in der Nacht oft über lange Strecken wach läge.

4. Reflexzonenbehandlung
Heute ging es Angelika schlechter. Seit zwei Tagen hatte sie Darmbeschwerden mit Durchfällen. Außerdem bemerkte sie ziehende Schmerzen in der rechten Bauchseite, und das machte ihr Angst. Ich ließ sie berichten und begann wieder, ihre Füße zu berühren. Sie war deutlich verkrampfter und wirkte pessimistisch, überfordert von der Situation und ihren körperlichen Beschwerden. Ich führte sie in eine Entspannung, ließ sie in den Bauch atmen, den Körper spüren – und sie konnte sich darauf

einlassen und war mehr im Jetzt. Dadurch wurde ihre Situation ein wenig erträglicher für sie und sie bekam etwas Abstand von ihren quälenden Gedanken. Den Schwerpunkt der Behandlung bildeten lange gehaltene Ausgleichsgriffe. In den Reflexzonen des Bauchraums tonisierte ich nur sparsam und beschränkte mich auf einige Lymphstreichungen. Zum Abschluss stützte ich sie in der Rückenzone und strich mit meinen Handrücken die LEMNISKATE auf die Fußsohlen. Anschließend sorgte ich für ausreichende Nachruhe.

5. Reflexzonenbehandlung

Angelika berichtete von ihren Reaktionen nach der letzten Behandlung: Ihr psychischer Zustand hatte sich nach der Behandlung stabilisiert. Sie fühlte sich weniger überfordert von ihrer Situation, spürte wieder mehr Vertrauen und konnte sich an ihren Kindern freuen. Die Durchfälle wurden am nächsten Tag weniger.

Die Schmerzen spürte sie noch leicht, aber sie beunruhigten sie nicht allzu sehr.

Was Angelika nun beschäftigte, war ein anstehendes Gespräch mit ihrem zuständigen Arzt, bezüglich der Verlängerung ihrer Chemotherapie. Sie wusste nicht, welche Entscheidung sie treffen sollte. Einen Rat konnte ich ihr nicht geben – und mein Impuls war, sie zu fragen, ob sie sich auf eine längere Entspannungsübung einlassen möchte.

Sie willigte ein.

Ich führte Angelika in den Body Scan[7], einer geführten Entspannungsübung durch den ganzen Körper. Angelika wurde dabei ruhiger und entspannte sich merklich.

Ihr Atem vertiefte sich und ihre Fersen ruhten schwer in meinen Handtellern.

Anschließend behandelte ich sie weiter an den Füßen. Ich arbeitete langsam, achtsam und atmete selbst tief in den Bauch. Meine Füße hielten guten Kontakt zum Boden und ich saß aufrecht. Es war ein sanftes, sedierendes Arbeiten, mehr ein Streichen der Zonen von Darm, Nieren und Kopf. Mit

7 nach John Kabat-Zinn

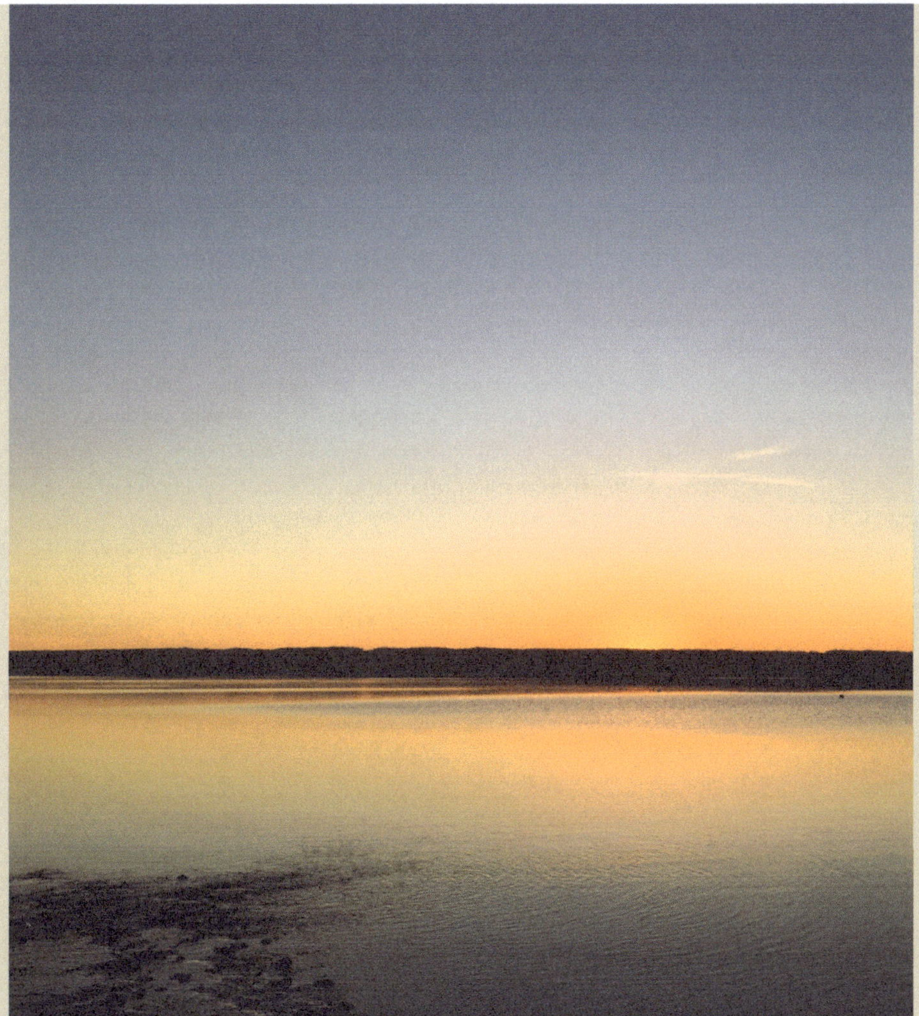

Lymphstreichungen, RÜCKEN AUFRICHTEN, variierenden LEMNISKATEN über der NIERENZONE und SANFTER UMARMUNG schloss ich ab.

6. Reflexzonenbehandlung

Angelika war zuversichtlich und hatte neue Hoffnung. Der Arzt hatte ihr zu einer weiteren Chemotherapie geraten und sie hatte sich dafür entschieden.

Wir begannen mit einem Body Scan (sie berichtete, diese Übung auch selbständig daheim im Bett gemacht zu haben, und sie wäre danach eingeschlafen - dieser Übung würde sie einen Platz in ihrem Leben einräumen). Anschließend kamen wir zur Reflexzonenbehandlung mit sanftem Tonisieren der Zonen Darm, Nieren, Kopf, Lunge. Auch Lymphstreichungen bezog ich ein. Die SANFTE UMARMUNG, ihren Lieblingsgriff, hielt ich eine Weile - und Angelika lächelte. Dann stützte ich lange die Zone ihres Rückens mit RÜCKEN AUFRICHTEN - das tat ihr gut. Sie fühlte sich unterstützt und begleitet.

Wir vereinbarten eine Behandlungspause - sie wollte sich jetzt ganz auf die neue Chemotherapie einlassen. Mehrere Termine in der Woche waren im Moment zu anstrengend für sie. Zudem brauchte sie für die Behandlungszeit immer eine Kinderbetreuung.

Wir machten aus, dass sich Angelika telefonisch bei mir meldet, wenn sie weitere Unterstützung braucht.

Dann hörte ich lange nichts von ihr.

Der nächste Kontakt war acht Monate später, aber nicht Angelika rief mich an. Ihr Hausarzt, der auch als Palliativmediziner praktiziert, kontaktierte mich.

Er berichtete, dass sich Angelikas Zustand nach relativ guten Monaten jetzt rapide verschlechtert hätte. Sie wollte keine weitere Klinikeinweisung und äußerte den Wunsch, daheim zu bleiben. Wir vereinbarten zusammen einen Hausbesuch.

Angelika lag in ihrem Ehebett und wirkte sehr erschöpft. Schmerzen hatte sie keine, aber sie war unruhig, fast panisch, hatte erbrochen. Immer wieder versuchte sie, sich an die Bettkante setzen, was sehr mühsam für sie war – und sie musste sich gleich wieder hinlegen. Sie war zu schwach zum Sitzen.

Ich erhöhte den Kopfteil am Bett, um ihr die Atmung etwas zu erleichtern und hoffte, sie könnte in dieser Lagerung leichter liegen. Ein Hustenreiz quälte sie. Tropfen, die den Hustenreiz stillen sollten, erbrach sie gleich wieder. Sie war einerseits zutiefst erschöpft, wirkte aber gleichzeitig getrieben. Die Kinder spürten ihr Dilemma, wollten zu ihr, aber Angelika war selbst für sie zu müde. Sie konnte sich nicht mehr um sie kümmern, um sie zu beruhigen. Verzweiflung war im Raum spürbar.

Wir sprachen mit den Angehörigen außerhalb des Schlafzimmers und versuchten die Situation zu erklären. Sterben wurde mit den Angehörigen thematisiert. Der Übergang in die Finalphase zeichnete sich ab. Angelika konnte ihr Sterben nicht annehmen, das hatte sich in den vergangenen Monaten gezeigt, und dies respektierten wir. Sie hatte es in der langen Zeit ihrer Erkrankung nicht in Erwägung gezogen und abgelehnt, über die Möglichkeit ihres Todes zu sprechen. Als Mutter von zwei kleinen Kindern musste sie einfach weiterleben. Einmal sagte sie zu mir: „Meine Kinder brauchen mich doch."

Die Hoffnung wollte ihr niemand nehmen, und wir waren einfach still bei ihr.

Als Flori, der achtjährige Sohn, aus dem Haus rannte, ging ich ihm nach. Erklärte ihm, dass seine Mama sehr krank sei, sie sich aber sicher freuen würde, wenn er zu ihr käme, auch wenn sie nicht mit ihm sprechen würde.

Ich hatte ein Öl dabei, das ich zur Behandlung an den Füßen verwende und das zart duftet. Erzählte Flori von der Pflanze, die ihr Öl dazu zur Verfügung stellt und dass die Engelwurz mit ihrem Kopf im Himmel und ihren Füßen, den Wurzeln, tief in der Erde wächst. Ich ließ ihn am Öl riechen und sagte ihm, dass ich vorhätte, seiner Mutter damit die Füße einzuölen. Sie würde das kennen und es sehr mögen. Fragte ihn, ob er mich begleiten und vielleicht auch etwas Öl einmassieren möchte. Er ging wieder mit hinein zu seiner Mutter und setzte sich zu ihr ins Bett. In dieser Zeit berührte ich Angelika sanft an den Füßen - machte Ausgleichsgriffe, Griffe, die ihr die Atmung erleichtern sollten - ruhiges, unspezifisches Halten, das sie kannte und schätzen gelernt hatte. Sie wurde ruhiger, der Husten ließ etwas nach. Und dann gab ich eine kleine Menge Öl in meine Handteller. Flori rutschte zu mir und hielt mir seine Hand hin. Wir ölten zusammen die Füße seiner Mutter ein und er war aufmerksam mit dabei. Er konnte helfen und freute sich darüber.

Der Arzt hatte eine neue Medikation für Angelika angeordnet. Sie bekam Medikamente gegen ihre Unruhe und den Hustenreiz über den Port (intravenöser Zugang). Irgendwann gegen Mitternacht schlief sie ein, und die Nacht verlief ruhig.

Nächster Tag:
Angelika mochte nicht mehr trinken. Dies war für die Angehörigen beunruhigend und es wurden Fragen gestellt bezüglich Infusionen oder ob eventuell doch noch eine Einweisung ins Krankenhaus in Betracht käme. Ich klärte die Familie noch einmal über Flüssigkeitssubstitution (Flüssigkeitszufuhr) auf und dass eine Infusion den Sterbeprozess ungünstig beeinflussen würde. Der Ehemann wollte Angelikas Wunsch, daheim im Kreis ihrer Familie zu bleiben, erfüllen.

Ihre Angehörigen kamen im Lauf des Tages, um noch einmal bei ihr zu sein. Es war ein stilles Kommen und Gehen, alle waren traurig. Ich richtete ein Tablett für die Mundpflege und leitete auch die Angehörigen dazu an, Angelikas Mund zu befeuchten.

Sie waren dankbar, etwas für sie tun zu können und sie ließen sich gerne „an die Hand nehmen". Die Situation war für sie neu und unbekannt, das machte zunächst Angst und verunsicherte. Meine Rolle war die einer „Übersetzerin", der diese Situation vertraut war. Es wirkte beruhigend auf die Angehörigen, wenn ich sie darauf vorbereitete, was der nächste Schritt sein wird. Ich erklärte ihnen, dass dies der natürliche Prozess des Sterbens sei.

Sie waren froh, kleine Handgriffe zu übernehmen, um Angelika auf diese Weise ein wenig zu unterstützen.

Auch Flori half mit, er hatte seine Scheu verloren. Seine kleine Schwester kam zeitweise mit dazu, legte sich ein Weilchen zu ihrer Mutter ins Bett, die in sich gekehrt, fast apathisch wirkte. Es war ein stilles Da-Sein, miteinander, und mehr brauchte es nicht.

Zusammen war es leichter auszuhalten.

Angelika wollte sich noch einmal an die Bettkante setzen und brauchte dazu Hilfe. Ihr Mann kniete vor ihr und hielt ihre Hände, Flori saß hinter ihr im Bett und stützte ihre Schultern mit seinen beiden Händen. So konnte sie eine Weile aufrecht bleiben.

Für Flori war es gut, mit dabei zu sein. Seine Angst war jetzt verschwunden. Er blieb lange auf, war seiner Mama nahe und ließ sich irgendwann von seinem Papa zu Bett bringen. Seine kleine Schwester schlief schon.

Es war eine ruhige Stimmung im Elternschlafzimmer, mit gedämpftem Licht. Eine Kerze brannte. Die Schwestern von Angelika waren gekommen, ihre Eltern, die Schwiegereltern – es wurde kaum gesprochen. Ich hatte der Familie erklärt, dass es bei Trauer und starken Emotionen besser sei, das Zimmer, in dem sich der sterbende Mensch aufhält, für eine Weile zu verlassen. Der Trauer und dem Schmerz darf Raum gegeben werden, aber der Sterbende sollte damit nicht mehr konfrontiert werden.

Immer wieder zogen sich die Angehörigen eine Weile zurück und kamen wieder. Sie wechselten sich ab bei der Sitzwache. In der Küche gab es Essen und Trinken für die Besucher und dort redeten und weinten sie miteinander. Es war eine friedliche, fast feierliche Stimmung im Haus spürbar. Annahme geschah.

Irgendwann legte sich Angelikas Mutter zu ihrer Tochter ins Bett – es war schon spät in der Nacht. Angelikas Ehemann saß am Bettrand und hielt die Hand seiner Frau.

Angelika hatte seit einigen Stunden keinen Lidschluss mehr. Um ein Austrocknen und Schmerzen in den Augen zu vermeiden legte ich ihr eine feuchte Kompresse, jeweils im Wechsel, auf ein Auge. Es sollten nicht ihre beiden Augen bedeckt sein – ich hatte das Gefühl, dass sie noch in die Welt schauen möchte, obwohl sie nichts mehr fokussierte und ins Leere blickte.

Es war still im Raum. Angelika atmete ruhig, sehr flach und regelmäßig, als ich plötzlich eine Veränderung spürte. Ihr Atem war kaum wahrnehmbar.

In diesem Augenblick schaute sie mich mit ihrem einen, unverdeckten Auge direkt an.

Ich erkannte Klarheit und Staunen in ihrem Blick – und dann starb sie, ganz leise, in dieses Staunen hinein.

Es verstrichen einige Minuten, ehe ich die Angehörigen auf ihren Tod aufmerksam machte. Ein tiefer Frieden war jetzt spürbar für alle, die im Raum waren.

Die Familie fand eine Form, sich von ihr zu verabschieden. Wir hielten uns an den Händen, standen rund ums Bett und sprachen zusammen ein Gebet. Ein Fenster wurde geöffnet, Kerzen brannten. Es war sehr still. Später wusch ich Angelika zusammen mit ihrer Mutter, die diesen Wunsch geäußert hatte, und wir kleideten sie in ein frisches, hinten aufgeschnittenes, langes Nachthemd. Wir bewegten Angelika möglichst wenig, arbeiteten langsam und achtsam, sprachen ruhig mit ihr. Es hatte etwas Zärtliches, sie ein letztes Mal zu versorgen.

Und sie sah wunderschön aus, entspannt, im Frieden und erlöst.

Als ich ihren Mann fragte, wo er denn schlafen würde, war er überrascht. „Bei Angelika, morgen früh kommen doch die Kinder."

Am nächsten Morgen besuchte ich die Familie wieder. Angelika lag in ihrem lichtdurchfluteten Schlafzimmer. Sonnenblumensträuße, ihre Lieblingsblumen, standen in Vasen im Raum verteilt. Ihr Mann hatte sie im Garten geschnitten – und Flori saß ruhig spielend bei seiner Mutter im Bett.

Auch ich habe keine Antwort auf das WARUM der Patienten … Auf der anderen Seite war ich schon oft beim Sterben eines Menschen dabei, und diese Atmosphäre und diese Veränderung, die dabei im Raum spürbar werden, sind ganz besondere Momente, und so bin auch ich mir sicher, dass alles, was einen Menschen als Wesen ausmacht, nicht einfach so, wie durch einen Fingerschnips, erlischt.

Wenn ein Mensch verstirbt, gibt es zum einen den Körper, der dann wirklich nur noch eine Hülle ist, aber für einige Augenblicke schwebt da noch mehr durch den Raum. Ich persönlich empfinde das ganz subjektiv als körperlich spürbar. Nennen Sie es Seele, nennen Sie es Geist, nennen Sie es, wie Sie wollen, aber ich glaube, dass dieser Teil von uns, der uns wirklich als Individuum so einzigartig macht, auf irgendeine Art und Weise unsterblich ist, weswegen der Moment des Sterbens bei aller Dramatik und Traurigkeit für mich auch ein Moment ist, bei dem ich ein Stück weit eine tiefe innere Ruhe und auch Zufriedenheit und Dankbarkeit empfinde.

Sven Gottschling, „Leben bis zuletzt“, Seite 45

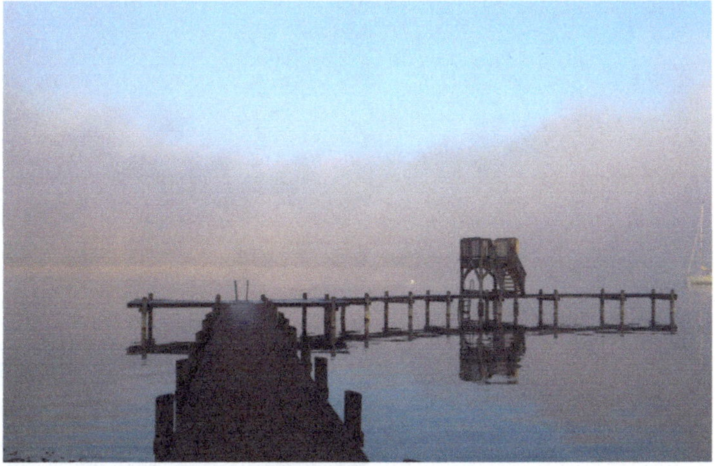

In der Stille scheinen
Himmel und Erde groß,
in der Muße dehnen sich
Tage und Monde lang.

Chinesisches Sprichwort

WAS UNTERSTÜTZT UNS HELFER?

KAPITEL SECHS

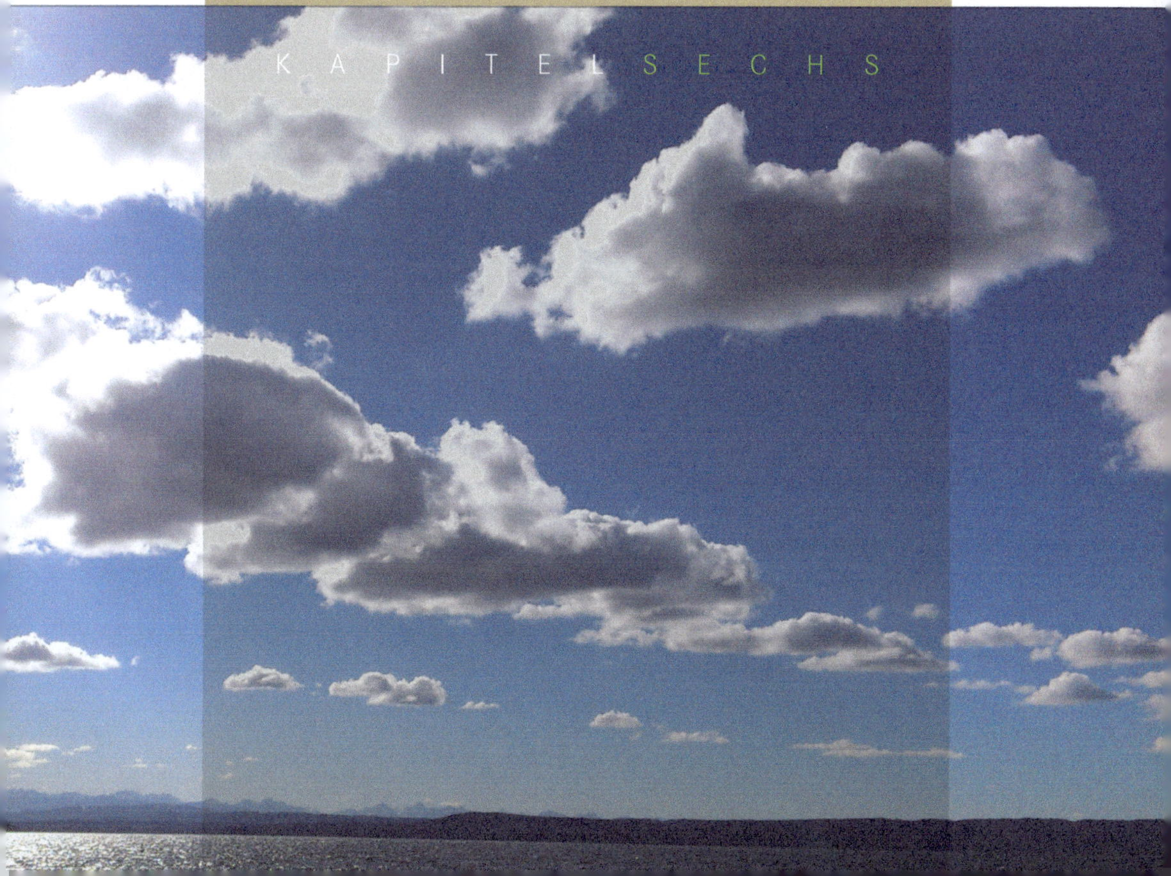

Was tut mir gut?

Es ist die präsente Haltung, die uns unterstützt und schützt im direkten Kontakt mit sterbenskranken Menschen, und es sind besondere Momente im Leben, die uns freuen und uns gut tun. Sei es die Familie, Musik, ein Zusammensein mit Freunden, ein Haustier, Poesie, Spiritualität, die trägt, oder beglückende Naturerlebnisse.

Sie finden, im Buch verteilt, Abbildungen vom Ammersee. Sie strahlen Ruhe, Schönheit und Stille aus. Vielleicht werden Sie davon berührt und können eine Weile in dieser Stimmung ausruhen? Es sind die kleinen, kostbaren Augenblicke, die unserer Seele wohltun – und die im Außen und im Inneren zu finden sind.

> *„Finde einen Platz, an dem du ausruhen kannst, inmitten des Geschehens."*
>
> Frank Ostaseski

Machen Sie immer wieder eine kleine Pause und nehmen Sie sich Zeit. Erinnern Sie sich z. B. an Ihren Atem, wenn das Telefon klingelt – und atmen Sie einmal tief durch, bevor Sie abheben. Während des Telefonats können Sie darauf achten, Ihre Füße im Kontakt zum Boden wahrzunehmen.

Thomas Merton sagte, dass unser Atem ein Mittel der Rückverbindung mit sich selbst sei. Sich selbst in einer präsenten Haltung zu erleben, bedeutet ebenso, Mitgefühl mit sich selber zu haben.

Es nimmt nicht mehr Zeit in Anspruch, da Sie dies überall und jederzeit in Ihr Leben einbeziehen können. Es wird Ihnen gut tun – und wenn es Ihnen gut tut, wird auch Ihre Umgebung davon profitieren. Es kann so einfach sein.

Ich möchte Ihnen einige Meditationen und Präsenzübungen vorstellen, die Sie auf Ihrem Weg begleiten und unterstützen können.

Meditation gilt es einfach zu tun, ohne Ziel, ohne Anspruch, in Offenheit. Es ist Üben, immer wieder, bis es zu einem Teil des Lebens wird.

„Nichts Besonderes", wie Suzuki Roshi, Zen-Meister, sagte.

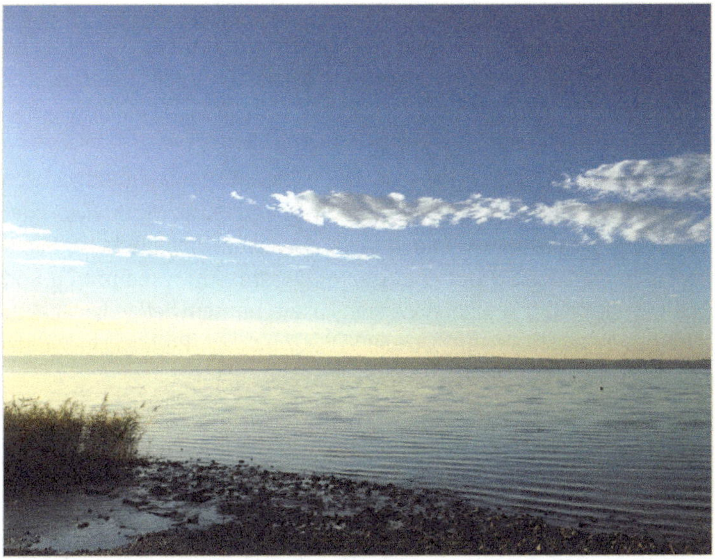

Präsenz und Meditation

Unterschied zwischen Präsenz und Meditation

PRÄSENZ

ist ein Aspekt von Meditation und führt Sie zu einer tieferen Verbindung mit sich selbst, dem Leben und mit allem, was ist. Sie führt zu wahrem Kontakt und zur Sanftheit. Präsenz ist ein Zustand des Seins. Wenn Sie präsent sind, erleben Sie jeden Augenblick bewusst, bemerken, was in Ihnen vorgeht, wie Sie sich in Ihrem Körper erleben und spüren. Präsenz kann geübt werden durch bewusste Wahrnehmung und Achtsamkeit.

Für manche Menschen braucht Präsenz nicht einmal Übung. Sie leben ein sehr bewusstes Leben und sind im Einklang mit sich selbst. Das ist jedoch ein Zustand, den nicht viele Menschen in der heutigen Zeit erfahren.

Präsenz bedeutet, in der Gegenwart aufmerksam zu sein, im Augenblick zu leben und nicht permanent alles zu bewerten, zu verurteilen oder abzulehnen. Es bedeutet, immer mehr das anzunehmen, was ist. Somit kann sie auch soziale Beziehungen verbessern, Angst reduzieren und bedingt dadurch seelische Widerstandskraft, um schwierige Lebenssituationen zu bewältigen, aufzubauen. Dies wird auch Resilienz genannt.

Wenn Sie Präsenz jedoch mit Ihren Gedanken fassen wollen, um darin zu verweilen, sind Sie nicht mehr in diesem Zustand. Sie können Präsenz nicht festhalten – so wie Sie einen Schmetterling nicht festhalten können. Präsenz kann Teil Ihres Alltags sein, sie macht jeden Moment neu und ist eine gute Voraussetzung für die Meditationspraxis.

„Wenn wir eine Erfahrung – sei sie angenehm oder unangenehm – einfach als das nehmen, was sie ist, dann verursacht sie kein Leid. Wenn wir Trauer empfinden, ohne ein Ende dieses Zustandes herbeizusehnen, dann können wir diese Trauer spüren, ohne unter ihr zu leiden. Und wenn wir Freude empfinden, ohne uns nach immer mehr und immer intensiverer Freude zu sehnen, dann können wir diese Freude erleben, ohne dabei unseren inneren Frieden zu verlieren."

Yuval Noah Harari

MEDITATION

gibt es in allen spirituellen Traditionen. Es heißt, es sei der Königsweg[8]. Das stille In-sich-Gehen, der Rückzug und das Atmen können zu intensiven spirituellen Erfahrungen bis hin zur Gottesbegegnung werden. Ganz nüchtern betrachtet ist Meditation eine praktische Handlung, eine Übung, zu der Sie sich freiwillig verpflichten. Es ist eine bewusste Aktivität, die durch regelmäßiges Praktizieren Ihre Gehirnaktivität beruhigt. Das bezieht sich auf Gedankenmuster, Konzepte, Selbstbilder und ebenso auf Emotionen. Es bedeutet auch, sich seiner Gedanken und Emotionen bewusst zu sein und ihnen auf eine bestimmte Weise zuzuschauen. Mit der Zeit führt dies zu mehr innerer und äußerer Ruhe. In der heutigen überreizten Welt ist es ein Weg, zur Stille zu finden. Das Praktizieren von bewusster Konzentration, wie Sie das in der Meditation erleben, erfordert eine gewisse Willenskraft. Dabei nehmen Sie sich vor, Zeit in Stille zu verbringen. Es ist ein absichtsloses Tun. Sie haben kein Ziel und wollen nichts erreichen.

Wahrscheinlich wird sich Ihr Geist mit der Zeit beruhigen – werden Ihre Konzepte und gelernten Strategien, von denen Sie glauben, dass sie für Ihr Leben notwendig sind, weniger greifen. Aber es gibt kein Rezept und kein Schema, wie lange Sie dazu brauchen. Tun Sie es einfach.

---

8 siehe Thomas Merton, Trappistenmönch

Präsenzübungen

Daumen-Zeigefinger-Übung

Ursprung der Übung: Michael Krugmann, www.sounder-sleep.org[9]

Eine Präsenzübung, z. B. bei Schlafstörungen, in Stresssituationen, hilfreich in der Sterbebegleitung, zur Anleitung Angehöriger, zum Beruhigen …

Handhaltung

- Die rechte Hand umfasst den linken Daumen.
- Der rechte Zeigefinger ist ausgestreckt.
- Die linken Finger umfassen den rechten Zeigefinger.
- So halten sich die Hände gegenseitig.
- Nehmen Sie dies bewusst wahr.

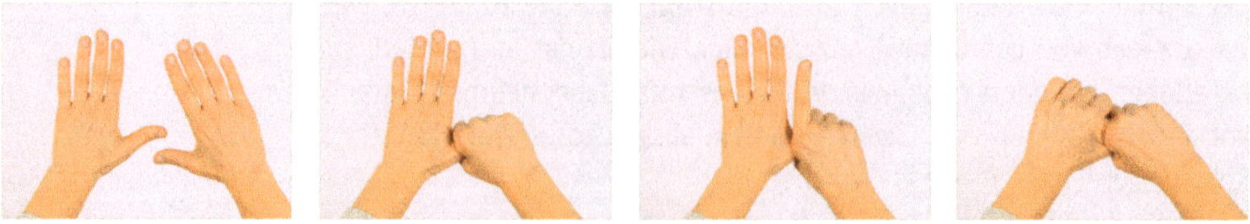

Bleiben Sie eine Weile in dieser Haltung und spüren Sie, wie es sich für Sie anfühlt, sich selbst auf diese Weise zu halten. Dabei ruhen die Hände in Ihrem Schoß, auf Ihren Oberschenkeln oder, wenn Sie liegen, auf Ihrem Bauch.

9 überarbeitet von Gerald Weischede, Soto Zen-Meister

Beginn der Präsenzübung

- Bei der nächsten Einatmung übt die rechte Hand einen leichten, minimalen Druck auf den linken Daumen aus.
- Bei der Ausatmung lösen Sie den Druck wieder auf.
- Bei der nächsten Einatmung baut die rechte Hand wieder einen leichten Druck um den linken Daumen auf
- und löst ihn wieder bei der Ausatmung usw.

Machen Sie die Übung zu Beginn erst auf einer Seite. Atmen Sie ruhig in Ihrem Rhythmus und bauen Sie einen leichten Druck, der kaum spürbar ist, auf Ihren linken Daumen auf - und lösen Sie ihn wieder beim Ausatmen.

Wiederholen Sie es ca. zehnmal.

Ihre Hände bleiben in dieser Haltung, und sie verweilen eine Weile im Nichts-Tun. Machen Sie eine kleine Pause.

Gehen Sie dann mit Ihrer Aufmerksamkeit auf die andere Seite

- Bei der nächsten Einatmung bauen Sie einen leichten Druck mit Ihrer linken Hand auf Ihren rechten Zeigefinger auf.
- Bei der Ausatmung lösen Sie ihn wieder auf.

Wiederholen Sie es wieder ca. zehnmal.

Und wieder machen Sie eine kleine Pause.

Atmen Sie dabei ruhig und in Ihrem Rhythmus weiter. Spüren Sie, wie es sich anfühlt, nichts zu tun. Ihre Hände ruhen in Ihrem Schoß, die Handhaltung bleibt dabei bestehen.

Nehmen Sie dann ganz bewusst zwei bis drei Atemzüge tief in den Bauch, und beginnen Sie von neuem.

Jetzt machen Sie die Übung im Wechsel

- Bei der nächsten Einatmung baut die rechte Hand einen leichten, minimalen Druck auf den linken Daumen auf.
- Bei der Ausatmung löst sie den Druck wieder auf.
- Bei der nächsten Einatmung übt die linke Hand einen leichten Druck auf den rechten Zeigefinger aus.
- Bei der vollständigen Ausatmung lösen Sie den Druck wieder auf und nehmen die Entspannung wahr, die sich zeigt im Nicht-Tun.
- Bei der nächsten Einatmung wechseln Sie wieder zur rechten Hand, die einen leichten Druck auf dem linken Daumen aufbaut.
- Bei der Ausatmung lösen Sie den Druck wieder auf.
- Bei der nächsten Einatmung baut Ihre linke Hand einen kaum spürbaren Druck auf den rechten Zeigefinger auf usw.

Machen Sie die Übung in Ihrem eigenen Atemrhythmus für einige Minuten. Wenn Sie spüren, dass es anstrengend wird, machen Sie eine kleine Pause.

Beachten Sie

- Sie atmen in Ihrem Rhythmus.
- Die Atmung braucht nicht bewusst vertieft zu werden, manchmal jedoch geschieht es von selbst, und dann ist es in Ordnung.
- Der Druck, den Sie bei der Einatmung mit den Händen aufbauen, ist minimal, mehr ein Impuls, kaum sichtbar/spürbar.
- Sie nehmen die kleine Pause wahr am Ende des Einatmens („größter“ Druck ist mit der Hand aufgebaut,

der Atem wird dabei kurz angehalten) – anschließend geschieht die Ausatmung und die Entspannung der Hand wie von selbst.

- Und umgekehrt: Am Ende der Ausatmung verweilen Sie dort einen Moment (es ist das Loslassen nach dem vollständigen Ausatmen – und ein kurzes Entspannen ins Nichts hinein), bevor der natürliche Impuls kommt, wieder einzuatmen.
- Nehmen Sie die unterschiedlichen Qualitäten der Pausen wahr. Machen Sie die Übung so lange, wie es Ihnen angenehm ist.
- Denken Sie immer wieder an eine kleine Pause zwischendurch – und beginnen Sie von neuem.

Es ist ratsam, die Übung für eine Weile täglich durchzuführen. Dann ist es leichter, sie parat zu haben, wenn es notwendig ist.

Kleine Pausen können Sie auch in Ihrem Leben etablieren!

> *Geh deinen Weg ruhig, inmitten von Lärm und Hast und wisse, welchen Frieden die Stille schenken mag.*
> Irischer Segenswunsch

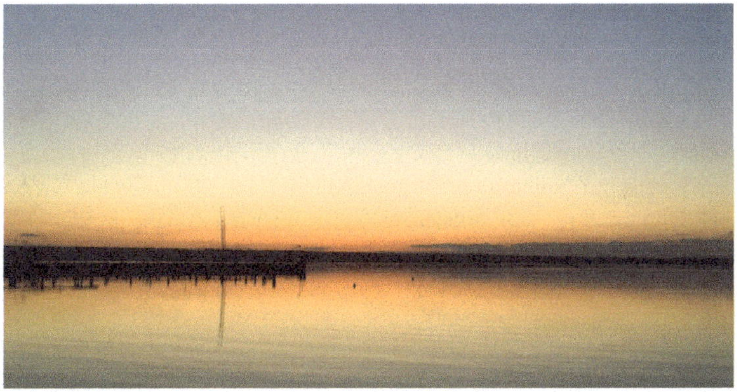

Spüren – Lauschen – Schauen

siehe auch body scan, Jon Kabat- Zinn[10]

Dies ist eine Übung, die Sie in Ihren Alltag integrieren können. Sie wirkt unterstützend, Präsenz im täglichen Leben zu vertiefen. Als hilfreiche Praxis ist sie in allen Lebenssituationen anwendbar. Ob Sie in der Stadt unterwegs sind oder ein Gespräch führen, ob Sie Ihre Arbeit tun, beim Einkaufen sind oder bei einem schwerkranken Menschen sitzen.

Spüren – Lauschen – Schauen kann zu einem Begleiter im Leben werden, auf den Sie schließlich nicht mehr verzichten möchten. Am Anfang braucht es Aufmerksamkeit, auch eine gewisse Disziplin – und sie ist zunächst recht anspruchsvoll. Es wird aber immer wohltuender und einfacher, je öfter Sie praktizieren und die Präsenzübung in Ihr Leben integrieren. In der Sterbebegleitung ist sie von großem Wert, da Sie Ihnen hilft im Hier und Jetzt zu verweilen.

ANLEITUNG

Spüren

Sie lenken Ihre Aufmerksamkeit auf Ihren Körper und spüren ihn ganz bewusst. Das Spüren ist die Grundlage dieser Übung, denn die Basis ist immer der Körper.

Beginnen Sie mit Ihren Füßen. Spüren Sie Ihre Zehen, die Fußsohlen, den Fußrücken, das Innere Ihrer Füße mit den vielen kleinen Knochen, Sehnen und Bändern. Spüren Sie ganz in Ihre Füße hinein. Nehmen Sie das Innere Ihrer Füße und gleichzeitig die Hautoberfläche wahr. Gehen Sie dann mit Ihrer Aufmerksamkeit weiter über die Knöchel in Richtung Unterschenkel. Nehmen Sie das Innere Ihrer Unterschenkel mit Schien- und Wadenbein und den Muskeln wahr, auch die Oberfläche Ihrer Waden.

10 Siehe auch body scan nach Jon Kabat-Zinn, Gesund durch Meditation, Fischer Verlag, Seite 82–84

Dann gehen Sie weiter zu den Knien, bis in die Kniegelenke im Inneren, die Kniescheibe, die Kniekehle, danach zu der Hautoberfläche im Außen.

Kommen Sie zu den Oberschenkeln mit den großen Oberschenkelknochen, den großen Muskeln und der Haut, die Ihre Oberschenkel umschließt. Spüren Sie die ganze Substanz Ihrer Oberschenkel. Richten Sie jetzt Ihre Aufmerksamkeit auf die Hüftgelenke und spüren Sie ganz in sie hinein.

Von dort wechseln Sie zu Ihren Händen. Sie spüren die Handinnenflächen, die Handrücken und jeden einzelnen Finger, nehmen das Innere Ihrer Hände wahr. Vielleicht bemerken Sie Wärme oder Kühle, ein Kribbeln und Pulsieren. Vielleicht auch nicht ... Es ist in Ordnung, so wie es ist, bewerten Sie es nicht. Bleiben Sie einfach mit Ihrer ganzen Aufmerksamkeit bei der Übung.

Gehen Sie weiter zu den Unterarmen. Auch dort spüren Sie ins Innere hinein und nehmen die Komplexität Ihrer Unterarme wahr. Über die Ellenbogen geht es zu den Oberarmen mit Knochen, Muskeln, Bändern, Blutgefäßen und zur Hautoberfläche, die Ihre Oberarme umschließt. Weiter zu den Schultern und in Ihre Schultergelenke hinein. Spüren Sie jetzt Ihren Körper ganz, von den Füßen bis hinauf zu den Schultern.

Wenn Sie diese Reise langsam durch den Körper machen, sind Sie mit Ihrer ganzen Aufmerksamkeit dort, wo Sie gerade sind. Sollten Sie abgelenkt sein, nehmen Sie es erst einmal wahr. Dann erinnern Sie sich an Ihre Intention, die Übung fortzusetzen. Sie spüren Ihren Atem und machen in dem Körperbereich weiter, wo Sie zuletzt waren. Im Lauf der Zeit, und mit etwas Übung, wird es Ihnen leicht fallen und auch nicht mehr so viel Zeit beanspruchen, um die Körperpräsenz herzustellen.

Es bietet sich an, diese Übung, besonders zu Beginn, liegend im Bett zu machen. Bevorzugt am Morgen, wenn Sie Zeit haben – oder am Abend, beim Zubettgehen.

Es ist auch eine Methode, mit Schlaflosigkeit umzugehen. Sie ist hilfreich, sich von quälenden Gedanken zu distanzieren. Wenn Sie dabei einschlafen sollten, ist das ganz in Ordnung und ein wünschenswerter „Nebeneffekt".

Mit dieser Präsenzübung verbinden Sie sich mit Ihrem Körper und lösen sich, zumindest für eine Weile, von dem ständigen Denken, dem Getriebensein und der Kopflastigkeit.

Dies ist bereits eine sehr wohltuende Erfahrung. Die Ruhe und Zentrierung ermöglicht Ihnen, sich selbst zu spüren. Den ganzen Körper spürend wahrzunehmen ist eine Grundlage der Präsenz und lässt Sie gleichzeitig tief entspannen.

Wie wollen Sie bei sich selbst sein, wenn Sie nicht wirklich im Körper sind?

> *Der Körper ist das Tor zur Präsenz.*

Am Anfang ist es für manche Menschen hilfreich, nur diesen ersten Teil der Übung, das Spüren, zu praktizieren. Nach einigem Üben wird es Ihnen leichter fallen, die Körperpräsenz auch in Ihrem Alltag herzustellen. Versuchen Sie dann, das Lauschen mit hinzuzunehmen.

Lauschen

Das Spüren des Körpers ist die Basis - und wird weiter aufrechterhalten. Nun fügen Sie das Lauschen hinzu. Laden Sie die Klänge, die auftauchen, ein.

Lauschen Sie bewusst auf die Geräusche, die in Ihrem Körper entstehen - dann weiten Sie Ihr Hören aus, in den Raum. Vielleicht nehmen Sie Stimmen wahr oder Lärm, der von außen herein dringt, Vogelgezwitscher - oder nur Stille. Öffnen Sie Ihre Ohren für das, was um Sie oder in Ihnen klingt. Was immer an Ihr Ohr dringt, dürfen Sie hören. Sie sind sich dessen bewusst, dass Sie hören.

Gleichzeitig spüren Sie Ihren Körper.

Schauen

Nachdem Sie Ihren Körper spüren und das Lauschen einbezogen haben, fügen Sie jetzt das Schauen hinzu. Zuerst öffnen Sie die Augen nur ein wenig und lassen das Licht durch Ihre Wimpern hereinfallen. Nehmen Sie die Helligkeit wahr. Zu Beginn ist Ihr Schauen unfokussiert, rezeptiv. Lassen Sie sich dabei Zeit. Erst nach einer Weile wird Ihr Schauen bewusster, Sie sehen und fixieren, was sich zeigt.

Gleichzeitig spüren Sie Ihren Körper und lauschen den Tönen.

Sie können auch mit den verschiedenen Ebenen „spielen", durch sie hindurch wechseln, z. B. einfach nur Spüren oder etwa, wenn Sie in der Natur unterwegs sind, Spüren und Lauschen verbinden, während Ihre Augen geschlossen sind. Mit dieser Präsenzübung können Sie im Alltag immer wieder und mehr und mehr im Augenblick, im Hier und Jetzt verweilen.

Das Spüren, Lauschen und Schauen lässt Sie bei sich selber ankommen und ruhig werden. Und das lädt die Präsenz ein, ganz natürlich. Es ermöglicht Ihnen, ganz in den Moment hinein zu entspannen

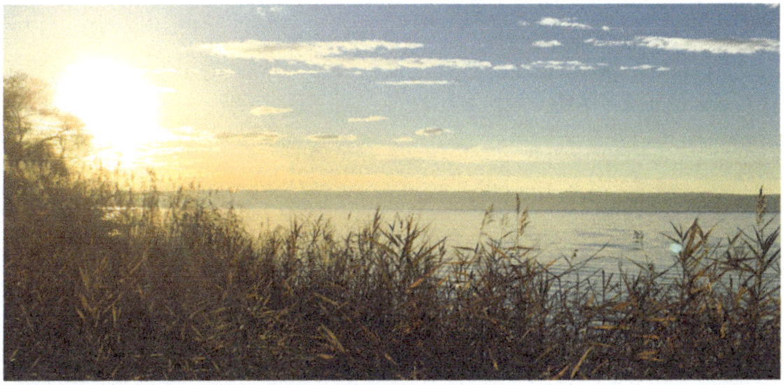

Meditation

Es gibt unterschiedliche Arten von Meditation. Einige davon möchte ich Ihnen vorstellen. Meditation ist an keine Religion oder Glaubenssätze gebunden und kann das Leben von jedem Menschen bereichern. Regelmäßige Praxis macht es leichter, in einer meditativen Haltung zu verweilen.

Rat einer unbekannten spirituellen Lehrerin auf meine Frage „Was ist Meditation?“: „Setz dich hin und lass die Hände ruhen.“

Stilles Sitzen

Die Einfachheit dieser Meditation und ihre tiefe Wirkung hat sie zu einer weitverbreiteten, überkonfessionellen und beliebten Meditationsform werden lassen. Gerade, wenn man mit dem Meditieren beginnen möchte, ist sie sehr geeignet.

Meditation ist das Erfahren des Augenblicks im Hier und Jetzt aus einem Zustand ruhiger und gelassener Bewusstheit.

DIE VORBEREITUNG

Sich einen Raum für Meditation gestalten

Es erleichtert die Meditationspraxis, wenn Sie sich vornehmen, der Meditation in Ihrem Leben Raum zu geben. Lassen Sie sich ein, Meditation regelmäßig, vielleicht täglich, zu praktizieren. Meditation ist eine Zeit des Rückzugs aus dem gewöhnlichen Alltag, und es ist gut, sich dafür einen passenden Rahmen zu schaffen.

Das beginnt mit dem Ort. Überlegen Sie, ob es einen Platz in Ihrer Wohnung gibt, an dem Sie in Ruhe eine gewisse Zeit sitzen können. Wenn Sie möchten, gestalten Sie sich diesen Ort, vielleicht mit einer Kerze, einer Blume, einem Bild. Vielleicht brauchen Sie ein Sitzkissen oder einen Meditationsschemel. Wenn Ihnen das zu unbequem ist, setzen Sie sich auf einen Stuhl.

Finden Sie dazu ein Zeitfenster in Ihrer Tagesstruktur und meditieren Sie, wenn möglich, immer zur gleichen Zeit. Erfahrungsgemäß ist es so leichter, eine Regelmäßigkeit einzuhalten, und die Meditation wird nicht auf einen „passenderen" Zeitpunkt verschoben …

Sorgen Sie dafür, dass Sie in dieser Zeit nicht gestört werden und schalten Sie das Telefon ab.

Es mag der Morgen sein, bevor Sie in einen Tag starten, oder der Abend, wenn das Leben wieder ruhiger wird. Sie können ausprobieren, was für Sie geeignet ist und wann es Ihnen leichter fällt für eine gewisse Zeit aus dem Alltagsleben auszusteigen und einfach still zu sein. Bedenken Sie, dass es mühsam sein kann, mit vollem Bauch zu sitzen. Müde oder liegend zu meditieren ist ebenfalls nicht ratsam, da Sie dabei einschlafen könnten.

Die Meditationshaltung

Ihre Haltung ist entspannt, Ihr Rücken aufgerichtet. Sie können auf einem Sitzkissen, auf einem Meditationsschemel, auf den Fersen oder genauso gut auf einem Stuhl sitzen. Falls Sie einen Stuhl vorziehen, rutschen Sie etwas an die vordere Kante. Wenn möglich, lehnen Sie sich nicht an. Ihre Füße, die mit etwa 30 bis 40 cm Abstand, parallel zueinander, am Boden stehen, geben ihnen sicheren Halt. Ihre Körperhaltung ist aufrecht, entspannt und auf eine Weise würdevoll.

Wichtig ist, dass Sie guten Kontakt zum Boden haben.

Die Handhaltung

Die Hände legen Sie, die Handflächen nach oben geöffnet, ineinander in den Schoß. Wenn es sich angenehm anfühlt, berühren sich die Daumenspitzen leicht. Sie können Ihre Hände auch auf die Oberschenkel legen, mit den Handflächen nach unten, oder geöffnet nach oben. Spüren Sie einfach, wie es sich für Sie gut anfühlt.

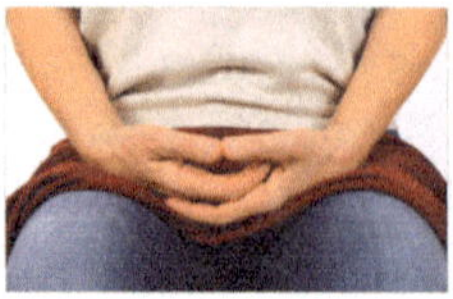
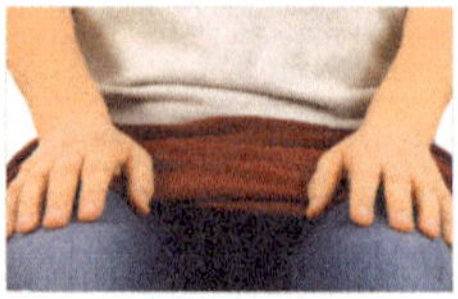
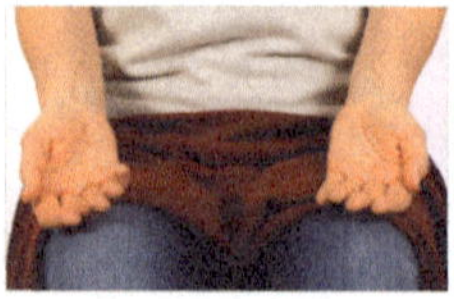

Sie spüren Ihre Füße auf dem Boden, den Kontakt zum Stuhl, Sitzkissen oder Hocker. Das Becken ist leicht nach vorne gekippt. In dieser Haltung richtet sich die Wirbelsäule wie von selbst auf. Eine aufrechte Wirbelsäule erleichtert das stille Sitzen sehr. Die Schultern sind locker, das Brustbein etwas nach oben gezogen. Ihre Hände ruhen im Schoß oder auf Ihren Oberschenkeln.

Ihr Gesicht ist weich und gelöst, die Augen dürfen sich schließen. Der Kopf beugt sich ganz leicht zum Brustbein, um den Nacken zu entspannen.

DER ATEM

Richten Sie Ihre Aufmerksamkeit auf den Atem, indem Sie die Atembewegung im Bauch spüren und wahrnehmen, wie der Atem in den Bauch ein- und wieder ausströmt.

Der Bauch ist unsere Mitte (z. B.: Hara, das Zentrum der Willenskraft im Unterbauch in der fernöstlichen Tradition, Dantian in Dao, Kath-Zentrum im Sufismus). Die Fokussierung des Atems in den Unterbauch wirkt erdend und gleichzeitig beruhigend.

Andere Variationen sind die Beobachtung des Atems beim Eintritt in die Nase oder das Begleiten des Atems beim Ein- und Ausströmen. Sie können damit experimentieren und die Methode herausfinden, die Sie bevorzugen.

Während der ganzen Mediation konzentrieren Sie sich auf den Atem, d. h., wenn Sie abgelenkt sind durch innere Erfahrungen (z. B. Gedanken, Gefühle, Körperempfindungen) oder äußere Geräusche (z. B. Stimmen, Lärm), bemerken Sie es und kehren einfach gelassen zum Atem zurück. Sollten Sie sich z. B. über den Autolärm ärgern, nehmen Sie es wahr – und atmen Sie einfach weiter.

Sie lassen alles, was immer im Bewusstsein oder im Außen auftaucht, einfach kommen und wieder gehen, ohne es zu bewerten oder daran festzuhalten, anzuhaften.

Zur Stabilisierung der Aufmerksamkeit ist es möglich, besonders am Anfang, die Atemzüge zu zählen. Sie zählen von eins bis zehn – und beginnen dann wieder bei eins. Wenn Sie abschweifen und Sie bemerken, dass Sie sich in Gedanken verlieren, kehren Sie zurück zu eins und beginnen neu.

Sie werden sich wundern, wie oft Sie immer wieder neu anfangen! Aber das macht nichts und ist einfach ein Teil der Übung. Haben Sie Geduld mit sich.

Es geht nicht um Leistung – und es gibt nichts zu tun.

Zu Beginn und oft später noch kann das Zählen sehr hilfreich sein. Auch wenn Sie zählen, bleibt die Haupt-Aufmerksamkeit im Wesentlichen immer bei der Atembewegung, d. h. beim Wahrnehmen des Atems. Das Zählen läuft nebenher.

Erst mit zunehmender Praxis können Sie in der Regel die Aufmerksamkeit ohne das Zählen aufrechterhalten. Dann lassen Sie das Zählen los. Und es ist kein Versagen, wenn Sie sich wieder daran erinnern.

DAUER DER MEDITATION

Beginnen Sie mit zehn Minuten. Später ist es möglich die Zeit der Meditation auf zwanzig, dreißig Minuten oder länger auszudehnen. Seien Sie dabei zu Beginn nicht zu streng mit sich. Lieber zehn Minuten mit Freude sitzen, als sich eine halbe Stunde zu quälen. Haben Sie auch mit sich selber Mitgefühl! Dann fällt es Ihnen leichter, sich an eine regelmäßige Meditationspraxis zu gewöhnen.

Beenden Sie die Meditation, indem Sie noch einen Moment sitzen bleiben und die Erfahrung ausklingen lassen. Vielleicht möchten Sie auch eine Klangschale anschlagen, um die Meditation mit dem Klang zu beenden.

Meditieren Sie nicht eines Ergebnisses wegen. Die Übung dient dem Moment. Üben Sie in Absichtslosigkeit, ohne Vorstellungen, wie es sein oder werden sollte.

Das macht es leichter. Sitzen Sie einfach.

> *„In der Stille scheinen Himmel und Erde groß,*
> *in der Muße dehnen sich Tage und Monde lang."*
> Chinesisches Sprichwort

Gehmeditation

überarbeitet nach Joan Halifax

Dies ist eine Achtsamkeitsmeditation, in der Sie Körper, Atem und Geist miteinander verbinden. Sie beginnen im Stehen und nehmen zuerst den Kontakt Ihrer Füße zum Boden wahr. Dabei können Sie die Hände vor dem Bauch zusammenlegen oder locker an der Seite hängen lassen. Verankern Sie sich in Ihrem Körper, so wie Sie das auch in der Sitzmeditation tun. Ihre Schultern sind gelöst, das Gesicht entspannt, die Wirbelsäule ist aufgerichtet, das Brustbein leicht nach oben gezogen und der Atem regelmäßig und tief. Spüren Sie, wie sich Ihr Brustkorb mit jedem Einatmen weitet.

Nehmen Sie eine Weile wahr, wie Sie sich in Ihrem Körper fühlen – und dann bereiten Sie sich auf den ersten Schritt vor. Beim nächsten Einatmen führen Sie den linken Fuß langsam nach vorn. Wenn der Fuß den Boden berührt, atmen Sie aus. Lassen Sie Ihre Aufmerksamkeit mit dem Atem in den Fuß sinken und spüren Sie Ihre Präsenz und Stabilität, während Sie das Ausatmen beenden. Machen Sie eine kleine Pause vor dem nächsten Atemzug.

Achten Sie auf die Empfindung, wenn zuerst Ihre Ferse, dann die Fußballen und schließlich die Zehen den Boden berühren.

Beginnen Sie erneut und machen Sie beim nächsten Einatmen mit dem rechten Fuß einen Schritt nach vorn. Dabei können Sie jeder einzelnen Zehe nachspüren, wenn sie den Boden berührt. Am Ende Ihres Ausatmens legen Sie wieder eine kleine Pause ein. Nehmen Sie diese Pause bewusst wahr. Können Sie innehalten und auf das Gefühl des Loslassens und Nichts-tuns achten?

Mit der nächsten Einatmung machen Sie einen neuen Schritt.

Gehen Sie eine Weile in dieser konzentrierten, meditativen Haltung. In der üblichen Praxis wird jeder Atemzug mit einem Schritt verknüpft.

Sie können aber auch langsamer gehen und den Fuß sacht und achtsam über den Verlauf eines Ein- und Ausatmens anheben. Mit dem nächsten Ein- und Ausatmen wird der Fuß, beginnend mit den Zehen und Ballen, wieder aufgesetzt.

Bei sehr langsamer Gehmeditation heben Sie einfach nur die Ferse an, gleiten mit den Ballen über den Boden, bis Sie Ihren Atemzyklus beendet haben, und senken dann Ihre Ferse zurück zum Boden. Dies wird Ihnen helfen, das Gleichgewicht zu halten.

Wenn Sie schneller gehen möchten, machen Sie mit jedem Einatmen und mit jedem Ausatmen einen Schritt. Sie können auch im Tempo abwechseln und wahrnehmen, was für Sie im Moment angenehm ist. Egal, welche Geschwindigkeit Sie dabei wählen, Ihr Gehen sollte normal sein – d. h., heben Sie den Fuß nicht übermäßig hoch in die Luft und bleiben Sie entspannt.

Sie können die Gehmeditation auch im Freien oder auf einem Klinikgang praktizieren. Atmen Sie dabei in Ihrem Rhythmus, entspannen

Sie sich, versuchen Sie zwei Schritte mit dem Einatmen und drei mit dem Ausatmen zu machen. Finden Sie das Verhältnis von Schritten zum Atem, das für Sie stimmig ist.

Manchmal ermuntere ich Ärzt*innen und Krankenpfleger*innen, mit Hilfe dieser Praxis die Hektik zu verwandeln, in der sie sich nur allzu oft im Krankenhaus bewegen.

Locker über den Gang zu gehen, sich innerlich zu konzentrieren, zu atmen und zu zählen wird äußerlich niemand bemerken. Aber es kann eine kleine Pause sein, inmitten des Geschehens.

Und diese Praxis ist ein wunderbares Geschenk, das Sie alten und kranken Menschen machen können. Wenn Sie auf diese Weise mit bewegungseingeschränkten Menschen laufen, werden Sie erleben, wie sich auf eine sehr persönliche Art Nähe und tiefes Vertrauen entwickeln kann. Sie werden beide davon profitieren.

Joan Halifax, „Im Sterben dem Leben begegnen", Seite 197–199, Theseus Verlag

> *„Durch eine Achtsamkeitspraxis können wir Körper und Geist stabilisieren. Sie hilft uns, weniger zu reagieren als aufzunehmen und flexibel zu sein. Sie baut Stress ab und lässt uns Zugang zu unseren intuitiven Kräften finden."*
>
> Joan Halifax, „Im Sterben dem Leben begegnen", Seite 38

Atemmeditation

nach A. H. Almaas

Sitze auf eine entspannte Weise, deine Wirbelsäule ist aufgerichtet. Finde für dich die passende Handhaltung, die Hände ineinander gelegt oder auf den Oberschenkeln ruhend. Spüre deinen Körper, den Kontakt zum Boden, zur Sitzunterlage, deine Aufrichtung.

Du beginnst die Meditation mit geschlossenen Augen. Sei dir deines Atems bewusst. Spüre das Aufsteigen und Sinken deines Atems in deiner Brust, deinem Bauch, überall.

Dein ganzer Körper atmet.

Sei dir deiner Einatmung – und deiner Ausatmung – bewusst und spüre das Aufsteigen und Sinken deines Atems. Atme ein – und wieder vollkommen aus.

Wenn Gedanken kommen, Geräusche, andere Dinge passieren – lass sie kommen, es macht nichts. Bleibe einfach bei deinem Atem, und sei dir deines Atems bewusst. Komm immer wieder zu deinem Atem zurück und konzentriere dich auf deinen Atem.

Fühle den Atem im physischen Körper, spüre, wie du atmest. Fühle deinen Körper und dein Bewusstsein atmen. Wenn du es vergisst und zu denken beginnst, komm einfach zurück zum Atem.

Das ist alles, was passiert.

Du brauchst deinen Atem nicht zu verändern oder zu vertiefen. Atme in deinem Rhythmus und es ist, als würde dein ganzer Körper atmen. Er dehnt sich aus, und zieht sich wieder zusammen. Atme ein – und atme vollständig aus.

Spüre die Bewegung und Dynamik in deinem Körper, den Ausdruck deines Lebens.

Nimm wahr, was ist, wenn Gedanken, Bilder oder Gefühle auftauchen. Nimm es einfach wahr, und bewerte es nicht. Komme sanft zu deinem Atem zurück.

Je mehr du dich auf deinen Atem konzentrierst, desto mehr beruhigen sich dein Geist und deine Gedanken. Dein Körper beruhigt sich. Dein Bewusstsein wird ruhiger, stiller. Dein Bewusstsein kommt zur Ruhe.

Lass dich diese Ruhe sein, diese Stille sein.

„Das größte Geschenk für einen Sterbenden ist, ihn gehen zu lassen.“

A. H. Almaas

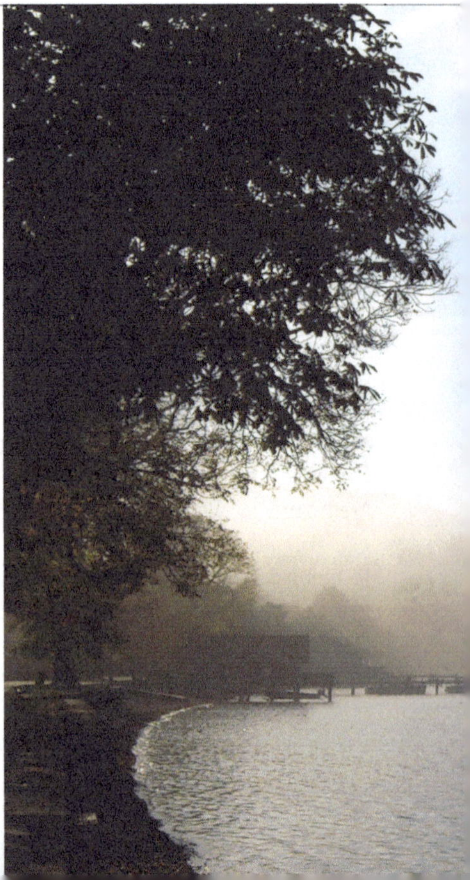

EIN JA ZUM STERBEN

KAPITEL SIEBEN

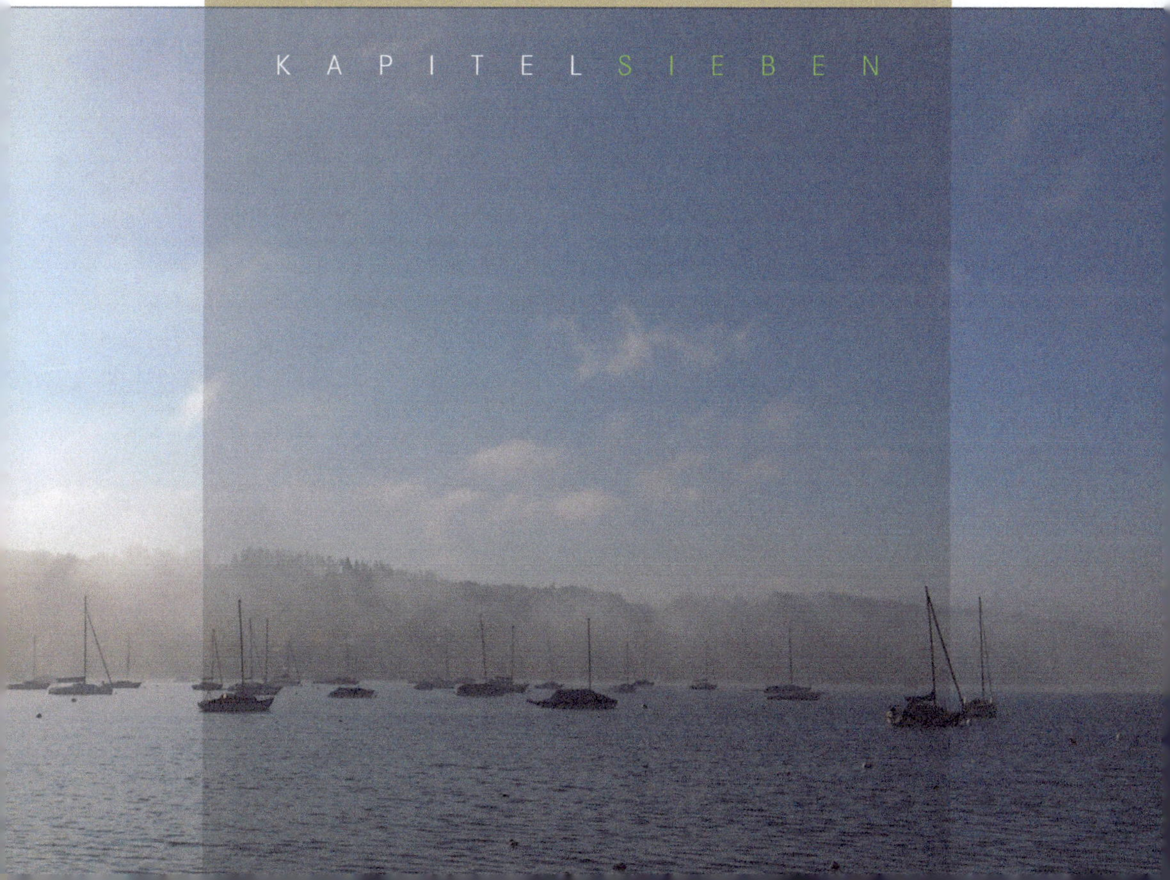

GESCHICHTE VON HERRN SCHUSTER

Es ist noch nicht allzu lange her. Ich saß beim Essen auf der Terrasse – und genoss die Abendsonne. Zu den Spaghetti hatte ich eine Flasche Rotwein aufgemacht, am Freitagabend. Dann hörte ich, wie ein Auto in den Hof fuhr und jemand in den Garten lief. Es war Anette, eine entfernte Bekannte. Ich kannte Ihre Familie, wusste von deren Schicksalsschlägen, so wie man im Dorf über andere Bescheid weiß. Anette wirkte sehr aufgeregt. Ich bat sie, sich zu mir zu setzen und zu erzählen.

Sie berichtete, dass ihr Vater die letzten vier Wochen in der Klinik verbracht hatte und jetzt mit infauster (ungünstiger) Prognose nach Hause entlassen worden war.

Sie war verzweifelt, da sie nicht wusste, was auf sie zukommen würde.

Ihre Mutter war einige Jahre zuvor verstorben. Der Tod kam plötzlich, sie war erst Mitte sechzig. Kurz darauf erlitt ihr Bruder eine Herzattacke und starb einen Minutentod.

Ein furchtbarer Schock für die Familie, besonders für den Vater. Es war zu viel für ihn. Er verlor seine Lebensfreude, begann sich zurückzuziehen, von seinen Angehörigen, seinen Freunden und von seinem ganzen Leben. Eine Depression holte ihn ein. Mehrmals war er in stationärer Behandlung. Sein psychischer und auch sein körperlicher Zustand wurden über die Jahre mehr als instabil.

Zuletzt kam er in die Klinik mit multiplem Organversagen. Ihm und seiner Familie wurde mitgeteilt, dass seine Lebenszeit begrenzt sei.

Daraufhin äußerte er den Wunsch, nach Hause entlassen zu werden, um daheim zu sterben.

Seine Angehörigen akzeptierten dies und wollten ihn bestmöglich unterstützen und versorgen. Aber diese Situation war neu für sie und machte ihnen Angst – deshalb war Anette gekommen.

Wir verabredeten für den kommenden Tag ein Treffen, daheim bei ihrem Vater. Es würden noch andere nahe Verwandte dazu kommen.

Als ich am nächsten Tag ins Haus der Familie kam, bat mich die Tochter ins Schlafzimmer ihres Vaters.

Herr Schuster lag in einem Pflegebett. Er war bei Bewusstsein, erkannte mich, und ich begrüßte ihn. Aus meinem Garten hatte ich einen Strauß Rosen mitgebracht. Ich dachte, es wunderte ihn, dass ich plötzlich mit Blumen an seinem Bett stand. Und so teilte ich ihm mit, in welcher Funktion ich jetzt hier war: „Ich bin Palliativ-Schwester." Die Tochter fragte ihn, ob er wisse, was das sei.

Er bejahte – und lächelte mich an.

Das war der Beginn von täglichen Besuchen. Herr Schuster war bei Bewusstsein, komplett pflegebedürftig, konnte das Bett nicht mehr verlassen und war rundum auf Hilfe angewiesen.

Mit den Angehörigen besprach ich die mögliche Unterstützung durch den ambulanten Pflegedienst, bei Bedarf das Hinzuziehen des SAPV-Teams, eine hospizliche Begleitung, eine MDK Begutachtung (der Medizinische Dienst prüft, ob ein Pflegegrad zugeteilt werden kann), und wie und wer aus der Familie bei der Versorgung mithelfen würde. Nach einer Konsultation der Palliativ-Ärztin wurde eine Bedarfsmedikation angeordnet. So hatten wir im Fall von Krisen die Medikamente im Haus. Außerdem gab es die Möglichkeit einer 24-Stunden-Notrufnummer. Das war sehr beruhigend.

Herr Schuster hatte jedoch keine Beschwerden, keine Schmerzen, keine Unruhe. Er war froh, daheim zu sein. Sein körperlicher Zustand hatte sich nach der Entlassung aus dem Krankenhaus relativ stabilisiert. Und es war, als hätte er Frieden geschlossen mit seinem Leben und seinem Schicksal. Das war für alle spürbar.

Herr Schuster hatte keine Angst vor seinem baldigen Tod, er war zufrieden und in einer tiefen Annahme.

Er lag im Bett, wurde langsam schwächer, aß nur noch winzige Portionen und trank schluckweise aus einem Schnabelbecher. Es war eine ruhige Zeit. Die Angehörigen waren bei ihm, wechselten sich ab bei der Versorgung, auch nachts. Die Tochter hatte sich in ihrer Arbeit eine Auszeit für die Pflege des Vaters genommen (dies ist gesetzlich geregelt und darf für zwei Wochen in Anspruch genommen werden). Anette war froh, diese Möglichkeit zu haben und fühlte sich jetzt weniger unter Druck vonseiten ihres Arbeitgebers und ihrer Kollegen.

Ich sprach viel mit ihr. Sie wollte für ihren Vater da sein, um ihm das zu geben, was ihr die letzten Jahre, bedingt durch seinen Rückzug, nicht möglich war.

Herr Schuster akzeptierte seinen Zustand und es beeindruckte, mit welcher Würde und Selbstverständlichkeit er die Pflege und Fürsorge seiner Familie annehmen konnte. Durch seine freundliche und dankbare Art fühlte sie sich ihm sehr nah. Manchmal besuchten ihn auch seine Enkelkinder. Sie setzten sich zu ihm ans Bett, schenkten ihm Zeichnungen, mehrmals brachten sie ihren kleinen Hund mit, und auch der wurde hochgehoben und von Herrn Schuster kurz gestreichelt.

Es war, als dürfte etwas von der Schwere der letzten Jahre heilen.

Der Zustand von Herrn Schuster blieb zehn Tage stabil. Manchmal, wenn ich ihn besuchte, hielt ich seine Füße ruhig und absichtslos in meinen Händen, ein paar Minuten lang. Er schien es zu mögen. Es war gut, so wie es war.

Herr Schuster aß immer weniger und dies wurde toleriert. Er konnte sich noch äußern, oder teilte durch Gesten mit, was er mochte – und was nicht. Wir hatten vereinbart, ihn nicht zum Essen anzuhalten. Mit dem Trinken war es ähnlich. In der ersten Zeit nahm er noch selbständig den Schnabelbecher in die Hand und trank ca. 200 ml in 24 Stunden.

Dann wurde es weniger.

Herr Schuster stellte das Essen ganz ein. Einige Tage darauf auch das selbständige Trinken.

Wir boten ihm weiter Flüssigkeit an – schluckweise, mit dem Teelöffel, manchmal mit einer Pipette. Irgendwann lehnte er auch das ab, drehte seinen Kopf weg. Er wirkte sehr erschöpft, in sich gekehrt, ernst.

Jetzt war es wichtig, auf gute, regelmäßige Mundpflege zu achten.

Wir verabreichten mit einem Sprayfläschchen Wasser und verdünnte Getränke, die er immer gerne mochte. So wurde das Austrocknen der Schleimhäute, was schmerzvoll sein kann und Durstgefühl verursacht, vermieden. Zudem hatten wir Gefrorenes im Kühlfach, das Herrn Schuster zwischendurch angereicht wurde. Ein pflegendes Öl (Mandelöl und Sanddornöl mit ätherischen Ölen) war vom SAPV-Team empfohlen worden – und wir tropften es mit einer Pipette in seinen Mund bzw. wischten mit einem Tupfer über Zunge, Gaumen und Schleimhaut der Wangentaschen. Das schien ihm lieber zu sein als kleine Stückchen Butter auf der Zunge.

Herr Schuster wurde immer schwächer. Er schlief deutlich mehr. Erwachte er, war er bei Bewusstsein. Manchmal lächelte er leicht, wenn wir ins Zimmer kamen. Er nahm es wahr – und versank dann wieder in Stille. Für die Enkelkinder war es unkompliziert. Sie durften mit dabei sein und wussten von selber, wann es genug war. Ein Familienmitglied begleitete sie immer, wenn sie bei ihm waren. Die Eltern hatten ihnen gesagt, dass ihr Opa bald sterben würde – sie akzeptierten es als neue Erfahrung.

Sie hatten keine Angst, vor was auch? Ihrem Opa ging es ja gut.

Nachdem Herr Schuster zwei Tage nichts mehr getrunken hatte, blieb die Einlage trocken. Er schied keinen Urin mehr aus.

Das ist ein Zeichen, dass das Sterben nicht mehr fern ist. Aufgrund fehlender oder verminderter Nierenfunktion kommt es zu einer Harnvergiftung im Blut, zum Nierenversagen und schließlich zum urämischen Koma, das zum Tod führt. Das ist ein natürlicher Sterbeprozess.

Ich erklärte dies den Angehörigen, sprach auch über das Sterben ihres Vaters. Das konnte in der Nacht geschehen – oder in ihrer Abwesenheit. Sie sollten darauf vorbereitet sein und wissen, was zu tun wäre. Deshalb teilte ich ihnen mit, wie sich der Atem verändern kann, die Extremitäten kalt werden, sprach die livide Verfärbung der

Füße und evtl. der Hände an, das Blasswerden des Gesichts, die spitze Nase, das weiße Dreieck zwischen Nase und Mund.

Sie stellten Fragen, die ich versuchte zu beantworten.

Wir besprachen, was sie ihrem Vater anziehen würden. Als sie ein weißes Leinenhemd auswählten, schnitten wir es am Rücken auf. So könnten sie es ihrem Vater einfach überziehen und bräuchten ihn nicht unnötig bewegen. Es ist ratsam, eine Windelhose anzuziehen, da es auch nach dem Sterben zu Körperausscheidungen kommen kann.

Ein frischer Bettbezug ist ausreichend als Zudecke. Herrn Schusters Hände würden sie über der Decke auf der Brust übereinander legen. Wir sprachen darüber, wie es ist, die Augen sanft zu schließen, den Mund und das Kinn mit einem kleinen Kissen zu stützen, damit der Mund geschlossen bleibt. Wir redeten über die Leichenstarre, die ca. zwei Stunden nach dem Tod am Kiefergelenk beginnen wird. Darüber, dass verstorbene Menschen berührt werden dürfen – auch von den Kindern.

Und noch etwas – machen Sie langsam!

Es hatte nichts von Tabu oder Schwerem, über den baldigen Tod von Herrn Schuster zu sprechen. Durch das Thematisieren des Todes gaben wir dem Sterben einen Platz im Leben – und es wurde zu etwas Selbstverständlichem.

Mir schien, es beruhigte die Familie, zu wissen, was ihr letzter Dienst für ihren Vater sei. Nach dem überraschenden Tod der Mutter und ihres Bruders erlebten sie jetzt den Prozess des Sterbens. Sie begannen zu verstehen und zu akzeptieren, dass ihr Vater nicht mehr weiterleben konnte. Und, wie sie sagten, sie wollten ihn nicht festhalten.

Dennoch – als das Sterben näherrückte und es besonders der Tochter bewusst wurde, dass die Zeit mit ihrem Vater sehr begrenzt war, kam eine Welle der Trauer mit vielen Tränen.

Anette weinte – jedoch nicht am Bett ihres Vaters. Er sollte ihre Verzweiflung nicht spüren. Am Abend bot ich ihr eine Fußbehandlung an. Das unterstützte und beruhigte sie. So konnte sie die nächste Nachtwache übernehmen und hatte weniger Angst davor.

In den letzten beiden Nächten kam es zu einer terminalen Unruhe bei Herrn Schuster. Er bewegte seine Hände über sich, griff ins Leere. Sein Atem hatte sich verändert, es traten Atempausen auf, unterbrochen von tiefem Einatmen. Gerade nachts war dies für den jeweils anwesenden Angehörigen beängstigend und verwirrend. Wir sprachen darüber, dass dies zum Sterbeprozess gehört. Jetzt waren wir froh um die Bedarfsmedikation, und nach Absprache mit dem SAPV-Team bekam Herr Schuster ein beruhigendes Medikament. Manchmal half auch Musik. Die Angehörigen spielten leise die Lieblingslieder ihres Vaters.

Dann war eine ruhige, friedliche Stimmung im Raum.

Herr Schuster ist am Sonntagmorgen gestorben. Als ich dazu kam, hatten ihn die Angehörigen schon versorgt. Ihn gewaschen, eingecremt, ihm das weiße Hemd angezogen, wie wir es besprochen hatten. Das Bett frisch bezogen, und in seinen Händen, die auf seiner Brust ruhten, hielt er eine Rose.

Kerzen brannten – es war würdevoll und sehr still.

Herr Schuster blieb bis zum kommenden Tag daheim in seinem Schlafzimmer. So hatten seine Familie und nahe Freunde Zeit sich von ihm zu verabschieden.

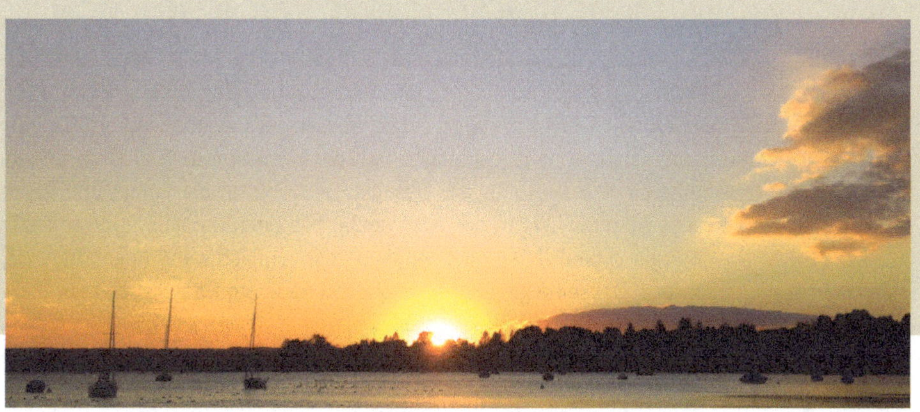

Gian Domenico Borasio im Spiegelinterview 2014

„Eine der wichtigsten Lehren aus unserer Arbeit ist die Erkenntnis, dass es am Lebensende oft – wenn auch nicht immer – auf das liebevolle Unterlassen ankommt. Es ist die Aufgabe des Arztes, Begleiters, diesen Prozess zu begleiten, ohne ihn unnötig zu stören."

Gian Domenico Borasio

Hebammen fürs Sterben

Sie wissen, dass man bei den meisten Geburten gut daran tut, in den natürlichen Prozess so wenig wie möglich einzugreifen, ihn allenfalls punktuell zu unterstützen.

Bei den meisten Patienten (mindestens 80 %) würde eine gute hausärztliche Behandlung ausreichen, um Schmerzen, Atemnot oder andere Leiden zu stillen.

Die meisten Sterbeverläufe kann ein geschulter Hausarzt ohne viel Intervention begleiten.

Flüssigkeitszufuhr

Eine Infusion muss, wie jede andere medizinische Maßnahme, nach ärztlichem Ermessen zumindest die theoretische Möglichkeit bieten, dass der Patient von ihr profitiert. Aber Wasser per Infusion wird am Lebensende nicht mehr ausgeschieden, weil die Nieren vor dem Tod zu arbeiten aufhören. Das Resultat ist: Das Wasser dringt in die Lunge und verursacht Atemnot. Wenn der Arzt weiß, dass eine Maßnahme unwirksam oder gar schädlich ist, muss er sie ablehnen, auch wenn Angehörige sie fordern. Dasselbe gilt für die Zufuhr von Sauerstoff bei Sterbenden.

Sauerstoff

Eine flachere Atmung ist eine natürliche Begleiterscheinung des Sterbens und kein Zeichen von Atemnot. Wenn man trotzdem Sauerstoff gibt, trocknen die Mundschleimhäute aus - und das erzeugt Durstgefühl. Beides, Infusionen und Sauerstoff, die in der westlichen Welt fast reflexhaft bei Sterbenden eingesetzt werden, bringen also die quälenden Symptome erst richtig hervor, die sie eigentlich verhindern sollten.

Demenz

Bei der Demenz ist wissenschaftlich erwiesen, dass eine künstliche Ernährung und Flüssigkeitszufuhr in der letzten Lebensphase nicht nur nicht hilft, sondern schadet.

Ideal wäre es, wenn der Patient so lange wie möglich liebevoll gefüttert wird. Ein sterbender Demenzpatient wird immer weniger Nahrung und Flüssigkeit zu sich nehmen, bis er am Ende ganz aufhört zu essen und zu trinken - und wie eine Kerze erlischt. Aber für diesen guten Verlauf braucht es Angehörige oder andere Menschen, die sich Zeit nehmen.

Die Richtschnur für einen Arzt ist nicht maximale oder minimale Therapie, sondern optimale Therapie. Unser Auftrag ist es, herauszufinden, was der Patient am Lebensende braucht - und ihn zu schützen vor dem, was er nicht braucht. Dazu müssen wir ihn dort abholen, wo er steht.

Darin besteht „das Geheimnis der Fürsorge“, wie der Philosoph Sören Kierkegaard gesagt hat.

Die Patienten spüren vor allem unsere innere Haltung. Es ist sehr wichtig, das die Patienten merken, dass wir uns um sie kümmern, dass wir sie nicht allein lassen. Dass wir fest an die Möglichkeit glauben, ihre Lebensqualität zu verbessern, ihnen noch lebenswerte Tage zu verschaffen.

Das Gefühl des Versagens

Ja, der Tod gilt in der Hochleistungsmedizin als eine Art Versagen, manchmal fast als Kränkung. Das ist irrational, denn jeder Patient - und jeder Arzt - wird sterben. Medizinisches Versagen oder Gelingen kann es aber sehr wohl geben, nämlich in der Art und Weise, wie ein Mensch stirbt. Manche Sterbeverläufe sind extrem anspruchsvoll. Unsere Aufgabe im Palliativ-Team besteht darin, jedem Menschen sein eigenes Sterben zu ermöglichen und die Hindernisse, die dem im Wege stehen, wegzuräumen.

Der natürliche Tod ist leider in Vergessenheit geraten. Die meisten Menschen sterben heute im Krankenhaus. Hier stellt sich am Ende fast immer die Frage, ob eine lebensverlängernde Maßnahme noch weitergeführt werden sollte, sei es eine künstliche Ernährung oder Beatmung. Leider wird diese Entscheidung oft zu spät oder gar nicht gefällt.

Wenn Ärzte häufiger unnötige Behandlungen „liebevoll unterlassen" würden, wie ich es nenne, hätten die Menschen wohl etwas weniger Angst vor dem Sterben.

Palliative Versorgung ermöglicht ein besseres und meist auch längeres Leben …

DIE DREI GOLDENEN REGELN für Entscheidungen am Lebensende

> Erstens reden, zweitens reden, drittens reden.
> Wir brauchen einen gesellschaftlichen Wandel: Weg vom Schweigen, hin zum Reden über den Tod.
>
> Gian Domenico Borasio

Zum Schluss

Gian Domenico Borasio betont, wie wichtig es ist, über das Sterben zu reden. Denn das ermöglicht kranken Menschen und deren Angehörigen, Verantwortung für die letzte Lebenszeit zu übernehmen und diese mitzugestalten. So bekommen Tod und Sterben einen Platz im Leben.

Für uns Begleiter ist es ein Privileg, auch dann noch zu bleiben, wenn es keine Worte mehr gibt und der Mensch sich seinem Lebensende nähert. Die liebevolle Berührung an den Füßen und unsere ruhige Präsenz sind eine sanfte Möglichkeit, für den Sterbenden, und auch für seine Angehörigen, da zu sein.

Wir werden zum mitfühlenden Begleiter. Gemeinsam ist es ein wenig leichter.

Es ist die Kraft der menschlichen Präsenz, die uns trägt. Wir sind nur Zeugen, Menschen, die den Prozess begleiten. Es ist ein sehr persönlicher, intimer Weg. Je offener wir dabei sind, desto mehr laden wir den Sterbenden ein, sich diesem Ungewissen anzuvertrauen. Das kann zu einer tiefen Annahme führen.

Jedes Sterben ist einzigartig, so wie jeder Mensch es ist. Die letzte Lebenszeit ist eine große Chance, Konzepte loszulassen und Frieden zu finden – aber wir können es nicht planen und haben es nicht in der Hand.

Den letzten Schritt geht jeder allein – das Sterben, ein großes Geheimnis.

Beim Schreiben der Geschichten, die Sie im Buch finden, war ich jedem einzelnen Menschen wieder ganz nah, auch wenn ihr Sterben schon Jahre zurück lag. Und ich bin dankbar, dass ich sie ein Stück ihres Wegs begleiten durfte.

ANHANG

Verzeichnis der Ausgleichsgriffe

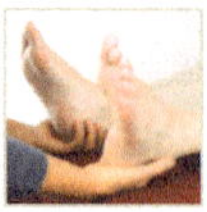
1 Fersen halten

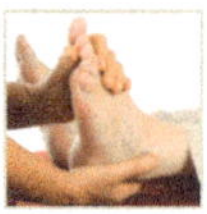
2 Stabilisierungsgriff

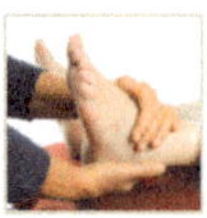
3 Basis stärken

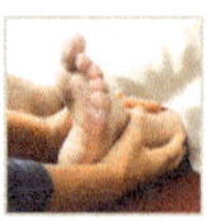
4 Sanfte Variante von Basis stärken

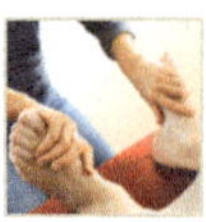
5 Herz berühren

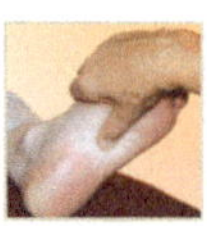
6 Herz berühren mit Nierenzone

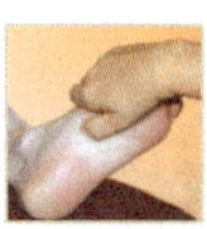
7 Da-Sein-Griff

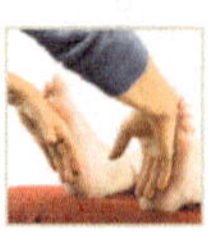
8 Rücken stützen

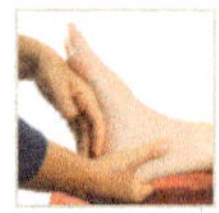
9 Halt geben

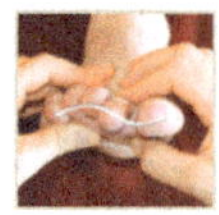
10 Wellengriff

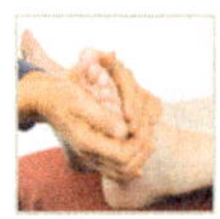
11 Sanfte Umarmung

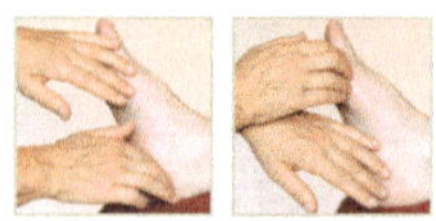
12 Stilles Fließen

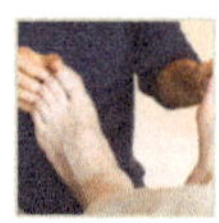
13 In Kontakt sein

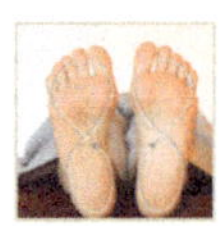
14 Lemniskate

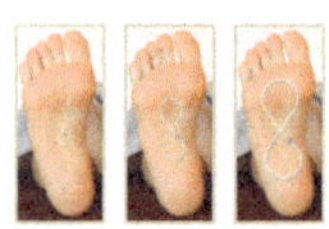
15 Varianten der Lemniskate

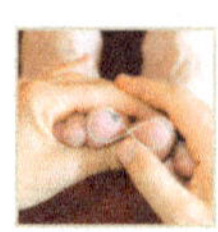
16 Kleine Lemniskate

Zonentafeln

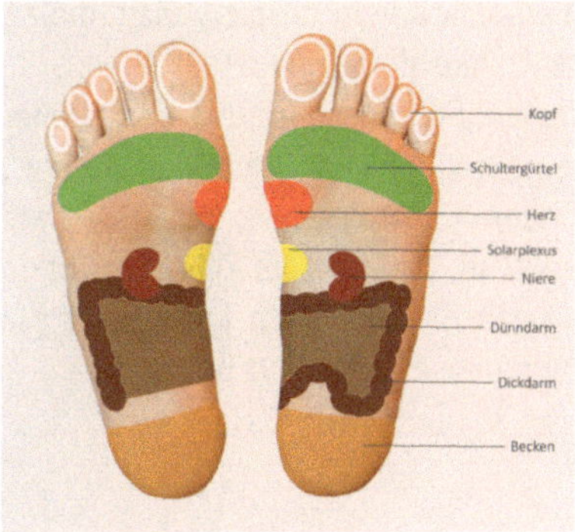

Reflexzonen der Füße

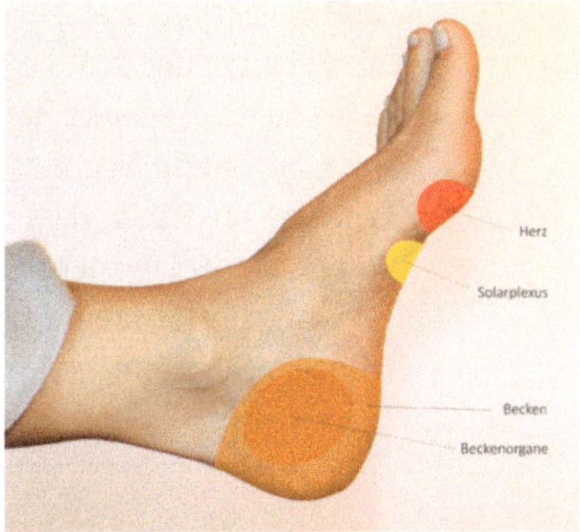

Innenseite des Fußes

Die Zonen sind jeweils auf den anderen Fuß übertragbar.

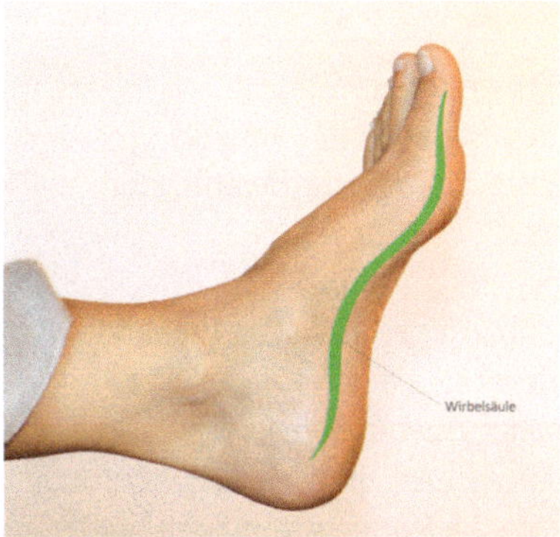

Zone Wirbelsäule

Die Zone ist jeweils auf den anderen Fuß übertragbar.

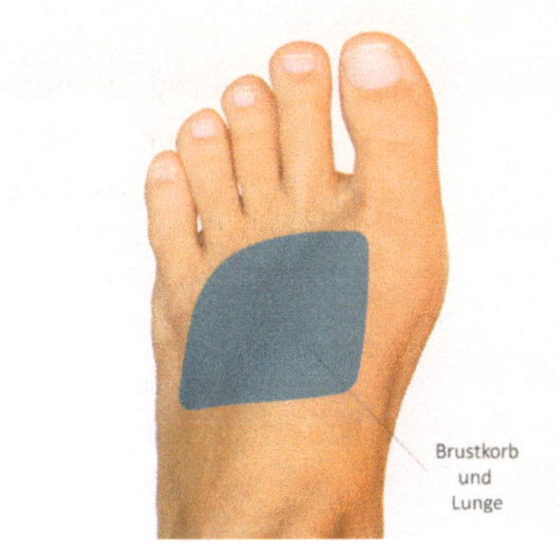

Zone Brustkorb

Die Zone ist jeweils auf den anderen Fuß übertragbar.

Dank

Ich möchte mich von Herzen bedanken, zuallererst bei Reinhard von Neipperg, ohne ihn hätte ich mich nicht getraut, das Buch zu schreiben. Danke an Florentin und Christof, ihr habt mir Mut gemacht, das Buchprojekt anzugehen, und an Karin Caro vom hospiz verlag, die an mich glaubte und sehr geduldig war. Danke an meine Freund*innen, die Texte durchlasen, und natürlich an mein Fußmodell Mathias. Ein großer Dank an Hanne Marquardt für die gründliche Durchsicht des Skriptes. Wir sind uns einig, dass die Verbindung „Hospizarbeit, Palliative Care und Füße" vielen Menschen helfen kann, ihr Leben in Würde zu Ende zu führen. Und mein inniger Dank gilt meinem Sohn Linus – für die wundervollen Ammersee-Fotos – und dass er sein Wort hielt!

Kurzvita Hanna Huber

- geboren 1958
- zwei erwachsene Söhne
- 1980 Examen Krankenschwester
- 1994 Ausbildung in Reflexzonentherapie am Fuß
- 2005 Palliative Care, Multiplikatorin zur Beratung für PV und Vorsorgevollmacht
- seit 2006 Meditationstrainerin
- seit 2007 freiberufliche Tätigkeit als palliative Fachkraft
- Referentin und Seminarleiterin u. a. an Hanne-Marquardt-Fortbildungszentren
- Seit 2007 bin ich der Ridhwan Arbeit, nach A. H. Almaas, verbunden. Darin finde ich die Synthese von Spiritualität, Psychologie und persönlicher Verwirklichung im Alltag. Eine langjährige Meditationspraxis ist wesentlicher Teil meines Lebens und wirkt in meiner Arbeit.

Literaturhinweise

Beck, Charlotte Joko, Zen im Alltag, 2000, Knaur

Bollig, Georg, Heller, Andreas, Völkel, Manuela, Letzte Hilfe, 2015, der hospiz verlag

Chöky, Rinpoche, Nyima Shlim, David, R., Medizin und Mitgefühl, 2006, arbor

Dimidjian, Victoria, Jean, Journeying East: Conversations of Aging and Dying, 2004, Parallax press

Borasio, Gian, Domenico, Über das Sterben, 2011, 6. Auflage, C.H.Beck Verlag

Borasio, Gian, Domenico, Selbstbestimmt sterben, 2014, C.H.Beck Verlag

Dörner, Klaus, Leben und sterben, wo ich hingehöre, 2007, Paranus Verlag

Dörner, Klaus, Heimfrei ins Dienstleisungsjahrhundert, 2. Auflage, 2012, Paranus Verlag

Dürckheim, Karlfried, Hara - Die energetische Mitte des Menschen, 2012, O.W. Barth Verlag

Gawande, Atul, Sterblich sein, 2015, Fischer Verlag

Geiter, Heinke, Vorsorge treffen, damit das Leben gelingt, 2017, der hospiz verlag

Gottschling, Sven, Leben bis zuletzt, 5. Auflage, 2017, Fischer Verlag

Halifax, Joan, Im Sterben dem Leben begegnen, 3. Auflage, 2014, Theseus Verlag

Heller, Andreas, Patrick, Schuchter, Sorgekunst, 2. korr. Auflage, 2018, der hospiz verlag

Heller, Andreas, Pleschberger, Sabine, Fink, Michaela, Gronemeyer, Reimer, Die Geschichte der Hospizbewegung in Deutschland, 2. Auflage, 2013, der hospiz verlag

Huber, Gudrun, Casagrande, Christina, Mayer, Petra, Mayer, Rosemarie, Komplementäre Sterbebegleitung, 2011, Haug Verlag

Jens, Walter, Küng, Hans, Menschenwürdig sterben, 2. Auflage, 2011, Piper Verlag

Kabat-Zinn, Jon, Gesund durch Meditation, 3. Auflage, 2007, Fischer Verlag

Kojer, Marina, Alt, krank und verwirrt, 2. Auflage, 2003, Lambertus

Kornfield, Jack, Nach der Erleuchtung Wäsche waschen …, 2010, Goldmann Arkana

Lenz, Sabine, Die Fähigkeit zu sterben, 2014, rowohlt Verlag

Longaker, Christine, Dem Tod begegnen und Hoffnung finden, 2001, PIPER Verlag,

Maio, Giovanni, Medizin ohne Maß, 2014, Trias Verlag

Marquardt, Hanne, Lehrbuch der Reflexzonentherapie am Fuß, 7. Auflage, 2019, Thieme Verlag

Marquardt, Hanne, Reflexzonenarbeit am Fuß, 24. Auflage, 2012, Haug Verlag

Muho, Ein Regentropfen kehrt ins Meer zurück, 2016, Berlin Verlag

Öxler, Edith, Spiritualität am Ende des Lebens, 2018, der hospiz verlag

Ostaseski, Frank, Die fünf Einladungen, 2017, Knaur Verlag

Pisarski, Waldemar, Auch am Abend wird es Licht sein, 3. Auflage, 2005, Claudius Verlag

Putz, Wolfgang, Steldinger, Beate, Patientenrechte am Ende des Lebens, 2. Auflage, 2005, dtv

Remen, Rachel, Naomi, Aus Liebe zum Leben, 2002, arbor Verlag

Ruppert, Fidelis, Älter werden – weiterwachsen, 2. Auflage, 2015, Vier-Türme-Verlag

Servan-Schreiber, David, Die neue Medizin der Emotionen, 2004, Antje Kunstmann

Suzuki, Shunryu, Roshi, Zen Geist, Anfänger Geist, 3. Auflage, 2012, Herder Verlag

Renz, Monika, Grenzerfahrung Gott, 2003, HERDER spektrum

Theierl, Stefan, Aromapflege, 2015, der hospiz verlag

Adressen

www.fussreflex.de

www.hospiz-verlag.de

www.fotodesign-andrea-muenderlein.de

www.achtsam-da-sein.de

www.lagrafiosa.de

Fotos

Andrea Münderlein, Linus Huber

Impressum

Bibliografische Information der Deutschen Bibliothek
Die Deutsche Bibliothek verzeichnet diese Publikation in der Deutschen Nationalbibliografie; detaillierte bibliografische Daten sind im Internet über *http://dnb.ddb.de* abrufbar.

Bibliographic information published by the Deutsche Bibliothek
The Deutsche Bibliothek lists this publication in the Deutsche Nationalbibliografie; detailed bibliographic data is available in the internet at *http://dnb.ddb.de*

HANNA HUBER

... darf ich deine Füße berühren?
Liebevolle Berührung und ruhige Präsenz am Lebensende

© der hospiz verlag, Esslingen 2022
2. überarbeitete Auflage
ISBN: 978-3-946527-21-3

Dieses Werk, einschließlich aller seiner Teile, ist durch das Urheberrecht geschützt. Jede Verwertung außerhalb der engen Grenzen des Urheberrechtes ist ohne schriftliche Zustimmung des Verlags zu Unterrichtszwecken, Übersetzungen sowie Einspeicherungen und Verarbeitung in elektronischen Systemen nicht zulässig.

Druck: MCP, Polen

Typografie und Gestaltung: der hospiz verlag, Esslingen
www.hospiz-verlag.de